	酒好き ⇨	アルコール依存前期
① 大事なときに	飲まない	たまに飲む
② 泥酔したことがある	な　い	たまにある
③「今日は飲むな」と言われたら	飲まない	文句を言うが飲まない
④ 禁酒の試み	自発的に	人に言われれば
⑤ 飲み出すと止まらない	止められる	止められる
⑥ 飲酒問題を指摘されたら	「酒は好きです」	「問題ない」
⑦ たまらなく飲みたい気持ちがある	な　い	な　い
⑧ しらふだとイライラする	しない	しない
⑨ 飲酒の頻度	ほぼ毎日	ほぼ毎日
⑩ お酒が楽しい	楽しい	楽しいが、飲み過ぎて後悔
⑪ 迎え酒・朝酒をする	しない	しない
⑫ 酔わないように酒の種類を変える	変えない	たまに変えてみることがある
⑬ 酔うまで飲める	飲める	飲める
⑭ 酒を飲むと攻撃的・暴力的になる	ならない	たまになる
⑮ 飲んだとき周りが楽しい	楽しい	楽しいときも、楽しくないときも
⑯ 家族の憂鬱	な　い	小さいが常にある
⑰ 家族の崩壊	な　い	な　い
⑱ 仕事上のトラブル	な　い	少ない
⑲ 金銭トラブル	な　い	少ない
⑳ 人間関係のトラブル	な　い	少ない
㉑ ケガや警察沙汰	な　い	少ない
㉒ 酒を飲んで記憶をなくすことがある	な　い	あ　る
㉓ 脳の萎縮の度合い	な　い	小さい
㉔ 自殺の危険性	な　い	な　い
㉕ 不眠など（精神的離脱症状）	な　い	な　い
㉖ 手の震えなど（身体的離脱症状）	な　い	な　い
㉗ 精神科治療の必要性	な　い	あ　る
㉘ 肝臓病などの身体疾患	な　い	あ　る
㉙ 内科治療の必要性	な　い	あ　る
㉚ 連続飲酒発作	な　い	な　い

アルコール依存進行度合チェック表（アルコール依存の段階別特徴）

アルコール依存後期	アルコール依存症（受診後）
飲　む	酒は飲まない
たびたびある	酒は飲まない
隠れて飲む	酒は飲まない
できない	酒は飲まない
止まらない	酒は飲まない
「問題があるかもしれない」	「酒は飲まない」
あ　る	初期はある
す　る	ドライドランク
毎　日	酒は飲まない
苦しい	酒は飲まない
す　る	酒は飲まない
何度も変えてみた	酒は飲まない
飲めない	酒は飲まない
な　る	酒は飲まない
周りは迷惑	断酒に協力
常に大きい	時折あるが小さい
あ　る	再構築
多　い	な　い
多　い	な　い
多　い	な　い
多　い	な　い
ある（増える）	酒は飲まない
大きい	大きい
あ　る	あ　る
あ　る	初期はある
あ　る	初期はある
あ　る	あ　る
あ　る	あ　る
あ　る	あ　る
あ　る	酒は飲まない

アルコール依存進行度合チェック表（アルコール依存の段階別特徴）

アルコール依存の人はなぜ大事なときに飲んでしまうのか

まいんずたわーメンタルクリニック院長
仮屋 暢聡

阪急コミュニケーションズ

まえがき

もしかしたら「アルコール依存の人」かもしれない

とろんとした目、むくんだ顔、乱れた髪、回らないろれつで訳のわからないことを答えたかと思えば、「あの〜、ふう」と溜め息をつき、自分のものと勘違いして白川総裁の前に置かれたグラスをつかむ——。

2009年2月14日、イタリアで開かれた主要7か国財務相・中央銀行総裁会議(G7)後の記者会見という、重要な場での中川昭一財務・金融相(当時)の姿を見て、「いったいなんで、こんなことに?」と、びっくりした方も多かったのではないでしょうか。

だれが見ても泥酔しているとしか思えないその姿に驚いたのは、私たち日本国民だけではなかったようで、AP通信のカメラマンは、白川総裁が話している最中もずっと中川大臣を撮り続けていたほどです。

「酔っていたのだとすれば、なぜあんな大事なときに飲んだのか?」とは、だれもが抱く疑問ですが、その理由は主に二つあります。一つには、実はこのようなことはさほど珍しくないということ。「なぜ?」と首を傾げるような場面でアルコールを飲み、失敗してしまう人は、思った以上にたくさんいるのです。というのも、私たちの周りには〝隠れアルコール依存〟とでも呼ぶべき、一見そうとは見えないながら、アルコール依存に陥っている人々が相当数いるのです。

では〝相当数〟とは、いったいどれくらいの人数を指すのでしょうか。みなさんは、アルコール依存の人は日本中に何人くらいいると思いますか? 4000人、4万人、40万人?

厚生労働省の「平成17(2005)年患者調査」によれば、日本のアルコール依存症患者は4万3000人です。ただしこれは、あくまでも病院に入院したり通院したりして、治療を受けている人の数。実は、アルコール依存症の診断基準を満たす人は、なんと約80万人もいるとみられているのです(「成人の飲酒実態と関連問題の予防に関する研究」厚生労働省2004年)。

ただ、一口に80万人といっても、この数が多いのか少ないのか、よくわからないと思います。そこで、2005年国勢調査時の各自治体の人口と比較してみましょう。近いのが徳島県の約81万人や、東京都世田谷区の約84万人。アルコール依存症の人は、なんと徳島県の県民全員、あるいは世田谷区民全員とほぼ同じ数なのです。お隣さんも、お向かいさんも、町内みんながアルコール依存だとしたら……。とても恐ろしい話です。

さらに同研究によれば、アルコール依存である可能性のある人、すなわち隠れアルコール依存の人は、驚くべきことに約450万人にも上ります。これは横浜市（約358万人）よりも100万人、大阪市（約263万人）よりも200万人近く多く、名古屋市（約222万人）の約2倍。これらの大都市の人口よりもはるかに多い人が、隠れアルコール依存なのです。

そしてもう一つ、「なぜあんな大事なときに？」と普通の人が首を傾げてしまう大きな理由は、〝コントロール不能の病〟であるというアルコール依存の本質が、一般にはまったく知られていないことにあります。コントロール不能についてはのちほど詳しく解説しますが、「飲んではいけないときには飲まない」という、大多数の人が当り前だと思っていることができないのがアルコール依存なのです。そしてこれは、がんや高血圧が意思の力で治らないのと同様に、意思の力ではどうにもなりません。しかも、誰にでも、明日にでも起こる可能性があるのです。

「誰でもって言うけど、オレは毎日ちゃんと仕事に行ってるし、大事なときには飲んだりしないよ」と、お思いですよね？　では、「今日は飲まないでおこう」と思ったのに飲んでしまったとか、「1杯でやめよう」と思ったのに2杯、3杯と飲んでしまったとか、「眠れないから」とか「気分を落ち着かせるために」といった理由でアルコールを飲むことはありませんか？　あるいは、そのような人があなたの周囲にいませんか？　いるとすれば、その人はコントロールを失いかけているのかもしれません。大事なときに飲んでしまってトラブルを起こすのは、アルコール依存も後期になってからであり、その前に隠れアルコール依存の期間、すなわちアルコール依存前期があるからです。

本書ではこの事実をふまえ、アルコール依存を一見そうとは見えない「アルコール依存前期」と、問題のあることが明らかな「アルコール依存後期」とに分け、それぞれの時期の特徴や、なぜ前期から後期へと進行していくのか、その間にある一線とは何かなどを詳しく解説しています。さらに、アルコール依存を3つのタイプに分類し、どのような人がどのタイプになるのかを分析しました。そのうえで、アルコール依存から脱する方法や、あなたの周囲の人がアルコール依存かもしれないと感じたときの対処法などについても、わかりやすく説明しています。

〝あの人〟のように大事なときに飲んで地位や名誉を失うことのないように、ひいては職や家族を失ってしまうことのないように、酒好きな人にもそうでない人にも、ぜひ本書を役立てていただきたいと思います。

目次

第3章 アルコール依存と薬の危険な関係

第4章 アルコール依存を招く病気、アルコール依存が招く病気

第5章 アルコール依存から脱する方法、アルコール依存にならない方法

第1章

アルコール依存の人は、なぜ大事なときに限って飲むのだろう?

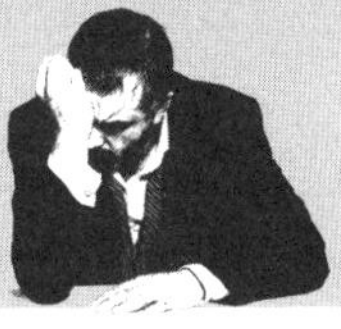

1 あのとき、あの人に、何が起こったのか

〝もうろう会見〟のとき、中川昭一氏はどんな状態だったのか

第1章では、中川昭一氏の〝もうろう会見〟がなぜ起こったのかを解いていきますが、その前にまず、精神科医としての視点で会見の映像を見たとき、中川昭一氏はどのような状態だったと考えられるかを述べておきましょう。

テレビやインターネットの動画を見た方も多いと思いますが、G7後の記者会見の模様を簡単に記しておきます。G7後の記者会見場に現れた中川昭一氏は、最初から様子が変でした。席に着いた時点ですでに顔は赤らみ、髪は乱れて汗ばみ、目を開けているのがやっとという状態。最も目立ったのが、隣に手を伸ばして白川日銀総裁用のコップをつかんだことでしょう。それ以外にも、白川総裁への質問を自分への質問と勘違いして答えたり、質問した記者がわからずに「どこだ！」と怒鳴ってみたり。質問への応答も、政策金利の

朝日新聞　2009年(平成21年)2月17日　火曜日　14版　2

時時刻刻
きょうがわかる

政権よろめく

中川財務相G7会見

「そこにグラスがあったから」衆院委での説明覆す

郵政民営化をめぐる発言を小泉元首相に痛烈に批判されるなど、ただでさえフラフラの麻生政権の足元を、今度は「盟友」の中川財務・金融相の失態が直撃した。首相が対応を誤れば致命傷にもなりかねない。「薬を飲み過ぎた」という中川氏の説明にも、あいまいさが残ったままだ。

＝1面参照

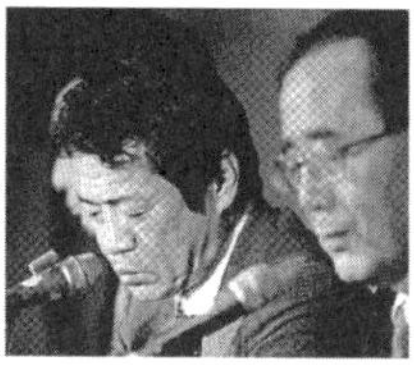

14日、G7後、会見する中川財務相(左)と白川方明・日銀総裁＝AP。ろれつが回らず、目を閉じる場面もあった

「記者会見が世界に流れている。どれだけ日本の権威を損ねているか」「薬かアルコールかわからないが、まっとうな記者会見ができない。大臣としての資格が問われる」

16日の衆院財務金融委員会で、野党の委員が中川氏をこう追及した。金融危機克服に向け役割が重みを増している閣僚として、大事な舞台で自己管理ができず、国際社会に対する日本のイメージ低下を招いた、という指摘だ。重要な局面が続くなかで、財務・金融相にとどまるべきではない、という論理につながる。

中川氏自身は当初、会見のあった14日に酒を口にしたのはG7昼食会だけだったと説明。それも「飲んだのを『ごっくん』ということであれば、ごっくんはしていない」と、「たしなむ程度」を強調、もうろうとした原因はあくまで風邪薬だったとした。

G7昼食会後、中川氏は財務省の玉木林太郎国際局長や一部記者らと会食した。朝日新聞記者は同席していないが、玉木氏は衆院委でこの席での中川氏の飲酒について「記憶がない」と証言。ところが、中川氏は16日夜になって「（酒に）口をつけたことはあった」「そこにグラスがあったから」と飲酒を認めた。

この直後の日ロ財務相会談の冒頭、記者団に公開した場面で、中川氏は「麻生首相」を「麻生大臣」と呼ぶなど、変わった様子がみられた。そして、40分後に行われた記者会見で失態をさらすことになる。

会見までの40分間の行動については、中川氏は国会審議で「部屋で打ち合わせをしていた」と説明し、玉木氏も追認した。

一方、薬の影響について、中川氏は16日、記者団に「風邪薬とかちょっといろいろと（ローマに向かう）飛行機の中でちょっと多めに飲んでしまった」。朝昼晩と「ずっと飲んでいた。風邪が良くなかったので」と説明。「ワイン等が（薬の影響を）増幅したことは結果的にそうだったかもしれない」との見方も示した。

中川氏は薬を「抗ヒスタミン薬」と説明したが、自民党幹部や財務省関係者は「腰痛の薬を飲んで、風邪気味も手伝ってああなった」。麻生首相は「強行軍で行くと睡眠薬は飲むし、不調をきたす」。医師でもある共産党の小池晃政策委員長は「風邪薬を飲み過ぎてああいう症状になった人は診たことがない。お酒を飲み過ぎてああなった人は診たことがある」と皮肉った。

盟友起用、重い任命責任

入閣後も酒のトラブル

「こんな人が大臣だったら国会審議は持たない」

16日の自民党役員会で、尾辻秀久参院議員会長は中川氏を痛烈に批判した。

公明党幹部も「体調の問題なら、財務相という激務を続けられるのか」と突き放した。

自民党内では、安倍政権末期の07年8月に事務所費問題とばんそうこう騒動で農水相を辞任した赤城徳彦氏の姿と重なるとの声も漏れた。

しかし、中川氏は首相の盟友。首相の任命責任も含め、重みが違う。中川氏の酒好き、さらに薬の服用で調子を崩すことが少なくないことは、政界では知られた話だ。

自民党拉致問題対策特命委員会の委員長だった08年6月には、ふらつきながら会合に現れ、あいさつの合間に沈黙したりため息をついたりして出席者を驚かせた。00年の総選挙の際は選挙事務所で酔った姿がテレビで放映された。

それにもかかわらず、首相は中川氏の起用を決断。持論の「財政と金融の一体」を貫くため、初めて財務相と金融相を兼務させ、政権の売りのひとつにした。中川氏は財務相就任後も、会見に充血した目で現れることが多く、1月の財政演説では「渦中《かちゅう》」を「うずちゅう」と読むなど、読み間違い頻発が話題に。昨年11月にスペイン国王夫妻を迎え宮中で開かれた天皇皇后両陛下主催の晩餐《ばんさん》会でも深酒し、関係者とトラブルになった。

しかし、首相官邸はあくまで中川氏を守る構えで、首相は「睡眠不足、時差、あるいは腰痛の薬とか風邪薬とか、そういうものの複合効果」とかばった。河村官房長官も「痛み止めと酒は気をつけるようにとか、『飲み合わせ』はある。泥酔状態で失敗をしたわけではない」と強調した。

だが、首相の盟友で重要閣僚でもある中川氏の問責決議案が可決されれば、政権に「ノー」が突きつけられたに等しい。2月下旬を目指す09年度予算案の衆院通過も不透明になり、「麻生降ろし」を勢いづかせる可能性もある。

中川財務・金融相のスケジュール（すべて現地時間）

13日		「機内で多めに薬を飲んだ。酒も飲み、相乗効果になった」（中川氏の説明）
	17:00	ローマ着
	18:40～19:15	ガイトナー米財務長官との会談
	19:15～20	中川氏ぶら下がり記者会見
	19:30～21:30	G7夕食会
	22:10～22:20	IMF（国際通貨基金）への融資調印式
		同行の財務省幹部や一部記者と懇談「前の晩は飲んだ」（中川氏の説明）
14日	8:15～13:50	G7本会合
		「G7昼食会ではたしなむ程度しか飲んでいない」「風邪薬を少し多めに飲んだ」（中川氏の説明）／本会合後、財務省幹部や一部記者と昼食「ワインのグラスはあったが、お飲みになった記憶はない」（同席した財務省の玉木国際局長の説明）、「本当に口をつけた程度」（中川氏の説明）
	14:50～15:05	ロシア・クドリン財務相との会談
		「部屋で打ち合わせ」（玉木局長の説明）
	15:45～16:05	中川氏と白川日銀総裁の共同記者会見。発言がしどろもどろに
	19:30	ローマ発

中川氏や玉木国際局長の説明は、16日の国会や記者会見などでの発言

G7会見の主なやりとり

（カッコ内は出席した記者による）

――まず白川総裁に。日銀の異例の措置は各国の評価を得られたか。中川大臣にうかがうが、反保護主義の議論でどんな発言をしたか。

白川日銀総裁　〈略〉

中川財務相　日銀が決定した金利は0から0.25ですか（注・実際の政策金利は0.1％）。非常に低い状況になっていらっしゃる、という判断をされている。〈中略〉これは私は高く評価している。〈中略〉一日も早く予算、関連法案を上げる、これが最大の景気対策だ。いろんな国の厳しい状況を聞きました。日本も一生懸命これを打開することが一番大切と、改めて強く……（白川氏への質問内容に言及する一方、自身への質問には答えず。語尾も消え気味に）。

〈中略〉

――さきほど中川大臣から高い評価を受けていたが、今後の金融政策の展望について白川総裁に。

中川氏　何々、もう一度言って（自身への質問と勘違い）。

――いや、白川総裁に。

白川氏　〈略〉

――中川大臣に二つ。今回の声明は前回に比べて具体的な対策に踏み込んだ……。

中川氏　どこだ？（強い口調で質問を遮り、質問した記者を探す）

――私です。これまでに比べて具体的な対策に踏み込んでいるが、印象は。ガイトナー米財務長官の印象を。

中川氏　10月の時は非常にこう、バンと悪くなった。〈中略〉今回は日米欧も〈中略〉ある意味で非常に厳しいと思いますね。しかし、それをみんなで米国の対策を一応説明も……説明も受けましたし……（途切れがちの話し方になり、内容も質問とは別の話題に）。これからどういう風にするのかっていう、まあ、これからのどういう風にするのかっていう〈中略〉、G20、4月の2日、それまでにも色々あるが、そんな状況の方向性だったのかな――という風に思いますけど。これは白川総裁にもお答え頂きたい。（結局、ガイトナー氏に関する答えはない）

白川氏　特にもう、大臣の言うことに尽きる。

・朝日新聞2009年2月17日朝刊
・写真：AP Images

数字を間違えるなど、財務・金融相としてあり得ないものだっただけでなく、質問とはまったく別の内容になってしまうことさえありました。

この映像を見たとき、「苦々しく感じた」あるいは「失笑した」というのが、大多数の人の反応だったのではないでしょうか。しかし私は違います。私は心底驚いていました。なぜならば中川昭一氏は、意識障害を起こしているように見えたからです。

あのとき中川昭一氏は、水を飲もうとして、自分のものと勘違いして白川総裁用のコップをつかみました。なぜあんなことをしたかというと、医学的には「見当識の喪失」といいますが、今がいつで、だれが何をしていて、どういう状況かが、把握できない状態に陥っていたからだと考えられるのです。そのために、本来ならばできるはずのことができない、あるいは、してはいけないことをしてしまうわけです。このような見当識の喪失、言い換えれば〝もうろう状態〟は意識障害の一種であり、質問者がわからずに「だれだ！」と言ったのも、見当識が喪失していたがゆえの言動と言ってよいでしょう。

また、意識障害には多くの場合、記憶の一部欠損が伴います。つまり記憶を一部なくしてしまうのです。記者の質問とはまったく関係ない答えをしたのも、質問そのものの内容を、話している途中で忘れてしまったからだと思われます。このような意識障害は、ほかの原因で起こることもありますが、過度のアルコールによっても起こります。酔うと、短期記憶を司る脳の一部、海馬と呼ばれる部分がマヒしてしまい、ついさっきのことを覚えていられないのです。これを、別の言葉では「ブラックアウト」といい、酔いが醒めたあとでは、何があったのか本人は覚えていません。

先ごろ、有名タレントが泥酔し、公園で全裸になってつかまった、という事件がありました。報道によれば、本人は「全裸になったのは覚えていない」と語ったということで、これなども飲酒によるブラックアウトの状態です。

話が横道にそれましたが、精神科医としての視点で記者会見の映像を見ると、本当にアルコールを飲んでいたかどうかはともかく、あのときの中川昭一氏は、アルコールを過度に飲んだときに起こる意識障害と同様の状態だった、ということができるわけです。

問題にすべきは、むしろガイトナー長官との会談

次に、〝もうろう会見〟に至るまでの経緯や背景を見ていきましょう。

中川昭一氏は2月13日の昼頃に羽田を発ち、現地時間の同日午後5時（日本時間では14

日午前1時）にローマに到着しています。時差が8時間ありますからフライトは約13時間ですが、この13時間のフライト中に、なかなか寝付けないという理由で、相当量のアルコール（小瓶のワイン10本以上）を飲んだ、と報じられています。これが事実であれば、到着後間もない午後6時40分から行われたガイトナー米財務長官との会談に、果たしてしらふで臨めたのかどうか、心もとないと言わざるを得ません。

なぜならば、個人差はありますが、一般的には体重60〜70キロ程度の男性の場合、日本酒1合を代謝するのにかかる時間は3時間です。小瓶のワイン10本のアルコール量は日本酒換算で9合ですから、これだけ飲めば酔いが完全に抜けるまでにかかる時間は、単純計算で27時間。ガイトナー米財務長官との会談には、とても間に合いません。

それにしても、「日本の立場をはっきり主張してくる」「ガイトナーに会うのが楽しみ」と繰り返し語っていたという中川昭一氏が、いったいなぜ、ガイトナー長官との大事な会談の前に、相当な量のアルコールを飲んだのでしょうか？

実は、大事な会談の前だからこそ飲んだのだと、私は考えています。晴れの大舞台を前にして中川昭一氏は、かなりの緊張と不安を感じていたはずです。「表向きは大胆なようで実は繊細な神経の持ち主で、メモ魔」（週刊文春　09年2月26日号）と書かれるような人ですし、そうでなくても意気込みが強ければ強いほど、緊張や不安を感じるのが当り前なのです。

しかし、ここからが当り前ではありません。強い緊張や不安を感じたとき、私たちはそれを和らげるために何らかの対応策をとります。深呼吸をする、音楽を聴く、歩き回るなど、対応策は人それぞれですが、普通はアルコールを飲んだりはしません。アルコールを飲むという選択肢を思いつかない、と言った方がよいでしょう。ところがアルコール依存の人は、アルコールを飲むことで、緊張や不安を和らげようとするのです。なぜならば、アルコールには鎮静作用があるため、飲むことによって、波立っていた神経が鎮まるからです。

とはいえ、アルコール依存の人はアルコールに対する耐性が高いため、ちょっとやそっと飲んだだけでは神経が落ち着きません。その結果、大事なことの前に浴びるように飲む、ということが起こるのです。言い換えれば、普通の人が飲まない大事な場面でアルコールを飲む人は、すでにアルコール依存なのです。

なぜ〝もうろう会見〟が起こってしまったのか

そして中川昭一氏は、おそらくワインも出たであろうG7の夕食会を経て、その日の午後10時40分頃から翌日の午前0時半頃まで記者と懇談し、ジントニックを3、4杯飲んだとされています（朝日新聞　09年2月20日朝刊）。アルコールが完全に抜ける前に飲酒を繰り返しているわけですが、それよりもここで気になるのは、夜中にジントニックという強い酒を飲んでいる点です。夜中に強い酒を飲むというのは、アルコール依存の人にしばしば見られる特徴だからです。アルコールは、最初のうちは飲むとよく眠れます。しかし、飲み続けているうちにアルコールへの耐性ができてしまい、飲んでも酔わず、眠れなくなってしまうのです。そのため、眠ろうとして夜中に強い酒を飲むようになったり、睡眠薬を併用したりするようになっていきます。

また、〝もうろう会見〟は私たち国民にしてみれば青天の霹靂《へきれき》でしたが、周囲の人々には中川昭一氏の飲酒問題はよく知られていたようです。以下、記事を引用します。

中川氏の酒好き、さらに薬の服用で調子を崩すことが少なくないことは、政界では知られた話だ。

自民党拉致問題対策特命委員会の委員長だった08年6月には、ふらつきながら会合に現れ、あいさつの合間に沈黙したりため息をついたりして出席者を驚かせた。00年の総選挙の際は選挙事務所で酔った姿がテレビで放映された。

それにもかかわらず、首相は中川氏の起用を決断。持論の「財政と金融の一体」を貫くため、初めて財務相と金融相を兼務させ、政権の売りのひとつにした。中川氏は財務相就任後も、会見に充血した目で現れることが多く、1月の財政演説では「渦中《かちゅう》」を「うずちゅう」と読むなど、読み間違い頻発が話題に。昨年11月にスペイン国王夫妻を迎え宮中で開かれた天皇皇后両陛下主催の晩餐会でも深酒し、関係者とトラブルになった。(朝日新聞　09年2月17日朝刊)

宮中晩餐会での関係者とのトラブルとは、夫人の注意に耳を貸さずに飲み続け、東宮大夫に絡《から》んだということのようです。宮中晩餐会という、究極のフォーマルな席においてさえ深酒をしたということは、アルコールにとらわれてしまって、アルコール以外のことがないがしろになっている状態です。言い換えれば、アルコールをコントロールできていないのです。もう一つ、精神科医として気になった記事があります。

麻生首相の「片腕」としての重責は十分に自覚していた。酒癖への批判も意識し、酒量も回数も以前に比べて減らし、閣議や国会答弁のある前夜は会食も会合も極力入れずに早めに帰宅していた。（朝日新聞　09年2月18日朝刊）

何気なく読み過ごしてしまうような記事ですが、ここに描かれているのは、飲酒を懸命に自己コントロールしようとしている中川昭一氏の姿です。普通の人にしてみたら、たとえ会合があって飲んでも、次の日に差し障らないところで飲みやめるのが当り前です。このような行動をとること自体、すでにコントロール障害を起こしている証拠なのです。

しかもこの記事の続きには、「原稿を持つ手がプルプル震えて、答弁後は衛視に抱えられて早々に退席しました」と手の震え、すなわち典型的な離脱症状の一つである「振戦」が起こっていたという目撃談が記されています。

アルコールにとらわれてしまい、コントロールができず、しかもアルコールが切れると離脱症状が出る。このような状態の人の目の前にワインがあったなら、飲まずにいる方が不思議だと言うべきかもしれません。たまらなく飲みたい気持ちがあり、一旦飲み出すと止まらないのがアルコール依存の人の特徴です。大事なときに飲まないでいるには、アルコールをいっさい寄せ付けないでいるしかなく、ワインが身近にあるような状況においては、〝もうろう会見〟は起こるべくして起こったと言わざるを得ないのです。

このような視点に立って〝もうろう会見〟を見直すならば、中川昭一氏ばかりを責めることはできません。むしろ責められるべきは「アルコール依存は病である」という、人々の認識の欠如そのものであり、私たち医師や行政が声を大にしてアルコール依存の恐さを訴えてこなかった、これまでの歴史そのものなのです。

「アルコールと風邪薬の併用」が意味するものは?

中川昭一氏に関して、医師の視点から見て問題だと思われることがもう一つあります。それは、風邪薬や睡眠薬などの乱用です。具体的には、決められた量以上に大量に飲んだり、頻回《ひんかい》に飲んだり、あるいはアルコールなどと併用することです。

中川昭一氏は〝もうろう会見〟の後で、「風邪などの薬の飲み過ぎだった」「薬を朝昼晩飲み、量が多かった」「顆粒と錠剤の風邪薬を、念のためと倍近く飲んでしまった」などと釈明していました。しかも、薬との併用で調子が悪くなったと回答したのは今回が初めてではなく、以前にもアルコール問題を指摘されると「風邪薬を飲み過ぎた」「腰痛の鎮静剤を飲んだ副作用で足下がふらついた」などと答えていたようです。

先に一つ指摘しておけば、腰痛の薬を飲んで足下がふらつくことはありません。そんな薬が本当にあったとしたら、たいへんです。足腰の弱い高齢者など、飲んだとたんに転倒して、取り返しのつかないことになってしまいます。

それはともかく、中川昭一氏には「アルコールはダメだけれど、風邪薬なら多めに飲んでもよい」という認識があるのは間違いないでしょう。しかし、本当にそうでしょうか？

風邪薬の中には、成分にリン酸ジヒドロコデインや塩酸メチルエフェドリンを、片方または両方含むものがあります。コデインはアヘンに含まれる成分の一つで、モルヒネよりは弱いものの、鎮静作用と依存性があります。エフェドリンは麻黄に含まれる成分の一つで、覚醒作用と依存性があります。これらは単体で用いればドラッグであり、非合法です。風邪薬に含まれる量はごくわずかであり、化学構造も多少変えてありますが、大量に服用すればドラッグと同様の状態、すなわち俗にラリッたと呼ばれる〝もうろう状態〟になることがあるのです。

中川昭一氏が服用した薬の名前は公表されていませんし、どのくらい飲んだか正確な量もわかりませんので、風邪薬によってもうろう状態が起こる可能性があったかどうかは不明です。しかし、たとえ右記のような成分が含まれていない薬だったとしても、薬物への依存の問題は残ります。というのも、アルコール依存の人は、睡眠薬や風邪薬などにも依存しやすいことがわかっているからです。

アルコールは元来、エタノールという鎮静作用と依存性がある薬物です。そのためアルコールをやめようとして、同様に鎮静作用をもたらす風邪薬や睡眠薬に依存してしまう人が、珍しくないのです。あるいはまた、耐性が高まってアルコールが効かなくなってきたために、風邪薬や睡眠薬を併用して効果を高めようとする人も珍しくはありません。

さらに、アルコールと薬の併用から生じる問題もあります。中川昭一氏はフライト中に大量のワインと通常の倍以上の風邪薬を飲んだということですが、これが非常に危険なのです。第3章で詳しく述べますが、大量のアルコールと風邪薬を併用すると肝障害を起こし、場合によっては死亡する危険性さえあるのです。

妻はなぜ「頑張れ、日本一！」と言ったのか

中川昭一氏がイタリアから帰国した2月16日の夜、自宅前で報道陣に囲まれた夫に対して、妻の中川郁子《ゆうこ》さんが家の中から「頑張れ、日本一！　頑張れ頑張れ、大丈夫」と声をかけ、それがまた物議をかもしました。世間では「夫が夫なら妻も妻だ」という批判がもっぱらだったようですが、その批判はあまりにもむごいと私は思います。彼女は、ああ言いたくて言ったのではありません。ああ言うしかなかったのです。

では、なぜ「日本一！」と言ったのか。中川郁子さん自身は以下のように述べています。

結局、「日本一」といったのは、私たちにとっては日本一の家族の一員だから、という意味だったと思います。「日本一の政治家」と言うつもりではなく、「日本一のお父さん」と。どんなことになっても、私たち家族は最後まで支えたい、というメッセージです。

子どもが運動会でかけっこをしていて転びそうになったら、お母さんは助けに行きた

くなるでしょ。飛んでいって、咄嗟に抱きしめるか、手を差し伸べますよね。そんな感じです。手の代わりに、ああいった形で言葉が出てしまった、とご理解ください。（週刊文春09年3月5日号）

本人は、「日本一！」と言ったことを覚えていない、とも語っています。つまり、無意識に夫を励ましているのです。それはなぜかといえば、夫があのような状態になったら励まし、あるいは支えるのが、習慣化していたからではないでしょうか。中川昭一氏がヨロヨロ歩いてきたら転ばないように支え、アルコールの飲み過ぎでうつ状態になったり、しらふに戻って落ち込んだりしたときは、うまく持ち上げて気持ちを奮い立たせる、といった対応を長い間してきたために、このときも無意識に同じようにしたと考えられるのです。

このような行動をとる人を、「イネイブラー」と呼びます。

イネイブラーとは、なんとかアルコールをやめさせたいという思いから、本人がしたことの後始末――たとえば酔って投げつけた皿を片付けたり、吐瀉物をきれいに拭いたり、借金を返して歩いたり、会社に無断欠勤の言い訳をしたり――をして、結局はそのことによって、本人がアルコールを飲み続けられる環境を整えてしまう人のことです。

どうして後始末をして歩くかといえば、アルコール依存の人とイネイブラーとは、互いに依存し合う関係に陥ってしまっているからです。アルコール依存の人がイネイブラーに依存することはあっても、逆はないように思うのが普通ですが、そうではありません。「私がいないと、あの人が困る」「私がいないと、世間に迷惑をかける」「私がいないと……」という思いで頭がいっぱいで、そのことにとらわれてしまっているのです。〝依存〟とは、〝とらわれてしまうこと〟なのです。

イネイブラーは、長年のアルコール問題のなかで相手にとらわれてしまい、自分自身を見失い、自分で自分をコントロールすることができないのです。そのため、相手の飲酒を止めようと試み、後始末をし、それでも飲酒が止まらないことに失望し、再び飲酒を止めようとするという、際限のない悪循環に陥っているのです。これを「共依存」と呼びます。

この関係を知った上で先のコメントを読むと、このコメントが図らずもイネイブラーの本質を突いていることがわかります。また、彼女は「家には一切お酒は置いてありません」とも語っています。しかし、人が大勢来る政治家の家にお酒がいっさいないとしたら、その方が変ではないでしょうか？　家にアルコールを置かないということは、家のなかにアルコールの問題があるからに他ならない、と考えられるわけです。

中川郁子さんが「日本一！」と言ったのは、彼女自身もアルコール問題のなかに組み込まれてしまっていて、自分の意思とは別のところであういう言葉が出てしまった、ということなのです。あの言葉を言わずにいることは、できなかったのです。それを批判するのは、あまりにも酷でしょう。

アルコール問題を超えて、ベティ・フォードへの道

中川昭一氏は、端から見れば明らかにアルコールの問題を抱えています。それなのになぜ、自分ではそのことに気づかないのでしょうか。いや、「国会答弁の前夜は早く帰る」など、コントロールを試みているということは、薄々は気づいているのでしょう。であればなぜ、アルコール問題を真剣に解決しようとしないのでしょうか。

一つには、アルコール依存に対するイメージの問題があります。アルコール依存、俗にいう〝アル中〟は、路上に住んでいるような人たちがなるもので、ネクタイもしてちゃんとした仕事にも就いている自分がなるものではない、と思ってしまいがちなのです。しかしそれは偏見で、ホワイトカラーのアルコール依存症者は、決して少なくありません。

さらに、中川昭一氏が〝偉い先生〟であることが、いっそう問題解決を難しくしています。〝もうろう会見〟の後、中川氏がアルコールを飲んだかどうかを訊かれた官僚が「飲んだのは見ていない」とか「記憶にない」と答えたように、体裁《ていさい》や世間体をおもんぱかって、周囲が本人をかばったり飲酒問題を隠したりしてしまうのです。いわば裸の王様状態なわけで、本人が問題に気づきにくい環境だといってよいでしょう。

たまには本人よりも偉い先生、小泉純一郎氏や麻生太郎氏が「飲み過ぎるな」と注意することもあります。しかし、残念ながらこの方たちにはアルコール依存に対する正確な知識がなく、「節制すればだいじょうぶ」という程度の認識なので、効果的な助言にはなっていません。のちほど詳しく述べますが、アルコール依存とはコントロール不能の病ですから、節制することは不可能です。唯一の解決法は、生涯にわたって1滴もアルコールを口にしないことなのです。

そして、アルコール依存の人が「自分にはアルコールの問題がある」と認めない最大の原因は、アルコール依存が〝否認の病〟であるからです。アルコール依存の人は、周囲から飲み方に問題があると指摘されても、「自分にはアルコールの問題などない」と否定します。「自分はアル中なんかとは違う」というわけです。

それを否定しきれなくなると、今度は「アルコール以外にはなにも問題がない」と、アルコールから派生したほかの問題を否定します。自分には仕事もあるし、金を稼いで家族も養っているし、酒の飲み方がちょっとまずいだけだ。節酒すればなにも問題はない、自分はアル中なんかじゃない、と。これでは、アルコール依存を治療することはできません。アルコール依存の治療の第一歩は、「自分にはアルコールの問題がある」と、認めるところから始まるのです。

中川昭一氏に関して言えば、アルコールがらみの問題が原因で大臣という地位を失い、国内外の政治家や国民からの信頼も失ってしまいました。その事実をしっかり見据え、一刻も早く自分にアルコールの問題があることに気づいてほしいと思います。しらふのときの彼は、まじめで能力も高く、押し出しもよい立派な政治家です。アルコール問題さえなければ、首相になるのも夢ではないでしょう。

中川昭一氏は、故ジェラルド・フォード第38代米国大統領の妻だったベティ・フォードを知っているでしょうか。彼女はアルコールと鎮痛剤の依存症になり、家族によって入院治療をさせられたという経歴の持ち主です。ただし、有名なのはその後の行動によってです。退院後、彼女は自分が依存症であったことを公表し、薬物依存の治療機関「ベティ・

フォード・センター」を設立したのです。このセンターは非常に高い効果をあげ、今では「ベティ・フォードへ行く」といえば、「依存症の治療を受ける」という意味になるほどです。

中川昭一氏には、自らのアルコールがらみの問題を認め、それを乗り越え、偉大な政治家になっていただきたいと願っています。

2 アルコール依存の人は、なぜ大事なときに飲んでしまうのか

大事なときだからこそ、飲んでしまうという不条理

なぜ、あんな大事なときに飲んだのか——。前項では、〝もうろう会見〟を見ただれもが不思議に思った中川昭一氏の行動の、意味と背景を解き明かす試みをしました。そして、非常な意気込みをもって臨んだガイトナー米財務長官との会談という、大事なことの前だからこそ、飲んでしまったのだろうと述べました。緊張や不安を解きほぐすために、アルコールに依存している人はアルコールを飲んでしまうのだ、と。

しかし、であるにしても、「飲んだらまずい」とは思わなかったのか、という疑問は残ります。「飲みたいけれど、飲んではいけない」という葛藤はないのか、と。実は、あるのです。アルコール依存も後期になると、飲んだ上でのトラブルが度重なり、周囲からたびたび叱責もされているので、心の片隅では「まずい」と思っているのです。「まずい」

とは思っているのですが、アルコール依存の人には、「たまらなくお酒を飲みたい」気持ちがあります。これはもう、生理的欲求のレベルです。

飲まないでいると、頭のなかが飲みたい気持ちでいっぱいになってしまい、ほかのことは何も考えられず、イライラと落ち着かないのです。そのため飲むことを正当化し、自分のなかにある「まずい」という気持ちを押さえ込もうとします。「1杯だけなら、大丈夫だ」と。しかし、何度も言うようにアルコール依存はコントロール不能の病です。一旦アルコールを口にしたら、支障がない程度でやめておくことが、どうしてもできないのです。

これは意思が弱いからとか、だらしがないからではありません。似たようなことは私たちにもよくあります。たとえば、ゴルフのとき。ゴルフをする人はたいてい経験があると思いますが、目の前に池やバンカーがあると、普段ならなんでもなく超えられる距離なのに、吸い込まれるようにボールを打ち込んでしまうことがあります。「やってはいけないとわかっていることを、みすみすやってしまう」わけです。

あるいは会議や商談など、大事な場面に限ってゲップやおならが出てしまう、という人もいます。大勢の前で話をしようとすると、普段はすらすらしゃべれるのに、言葉がうまく出なくなってしまう人もいます。人にはもともと、緊張や不安を感じる場面で、やってはいけないと思えば思うほど、吸い寄せられるようにそのことをしてしまうという性癖があるのです。

ただし、このようなケースとは別に、大事な場面だから「飲んだ方がよい」と思って飲むケースもあります。もともとうつやパニック障害があり、アルコールを飲むことによって、その症状である緊張や不安が解消されることを覚えた人たちの場合です。抗うつ剤や抗不安薬は、飲んでから効くまでに時間がかかります。ところがアルコールは、飲んだらすぐに効く〝特効薬〟なのです。

アルコールを飲んでから電車に乗ったら、パニック発作が起きなかった。アルコールを飲んで出社したら、うつ状態にならなかった。そのような〝成功〟体験に裏打ちされて、アルコールへの依存が始まります。

最初のうちは確かに、「飲んだ方がよい」と本人も思い、結果もそうかもしれません。しかし理由がなんであれ、飲み続ければアルコールへの耐性が高まって、大量に飲まなければ同じ効果が得られなくなっていきます。肝臓や脳へのダメージも蓄積され、切れると離脱症状が出るようにもなります。「飲んだ方がよい」が、いつの間にか「飲んだらまずい」になってしまうのですが、本人はそれに気づきません。かくて、「飲んだ方がよい」

と本人は思っているにもかかわらず、周囲からは「なんでこんな大事なときに飲むの?」と思われるようになってしまうのです。

アルコール依存の人は、なぜアルコール依存になるのか

先に、依存とは、とらわれてしまうことだと述べました。アルコールにとらわれることをアルコール依存といいますが、どうしてアルコール依存になる人と、ならない人がいるのでしょうか?

アルコール依存になるかどうかには、生まれもっての体質や気質、両親との関係、生育歴、生活環境、人間関係やストレス等々、さまざまな要因が複雑に絡み合っているため、一概に「こういう人がなる」とか、「こういうことが原因でなる」と言うことはできません。ただし心理学の分野では、人がなぜアルコール依存になるのか、あるいはどのような過程を経て依存が形成されるのかについて、長年にわたって研究が重ねられ、いくつかの有力な仮説が示されています。その一つが、左記の図です。

これはアメリカの精神科医ジンバーグの図を一部改変したもので、人がどのようにして

アルコール依存が形成されるまで

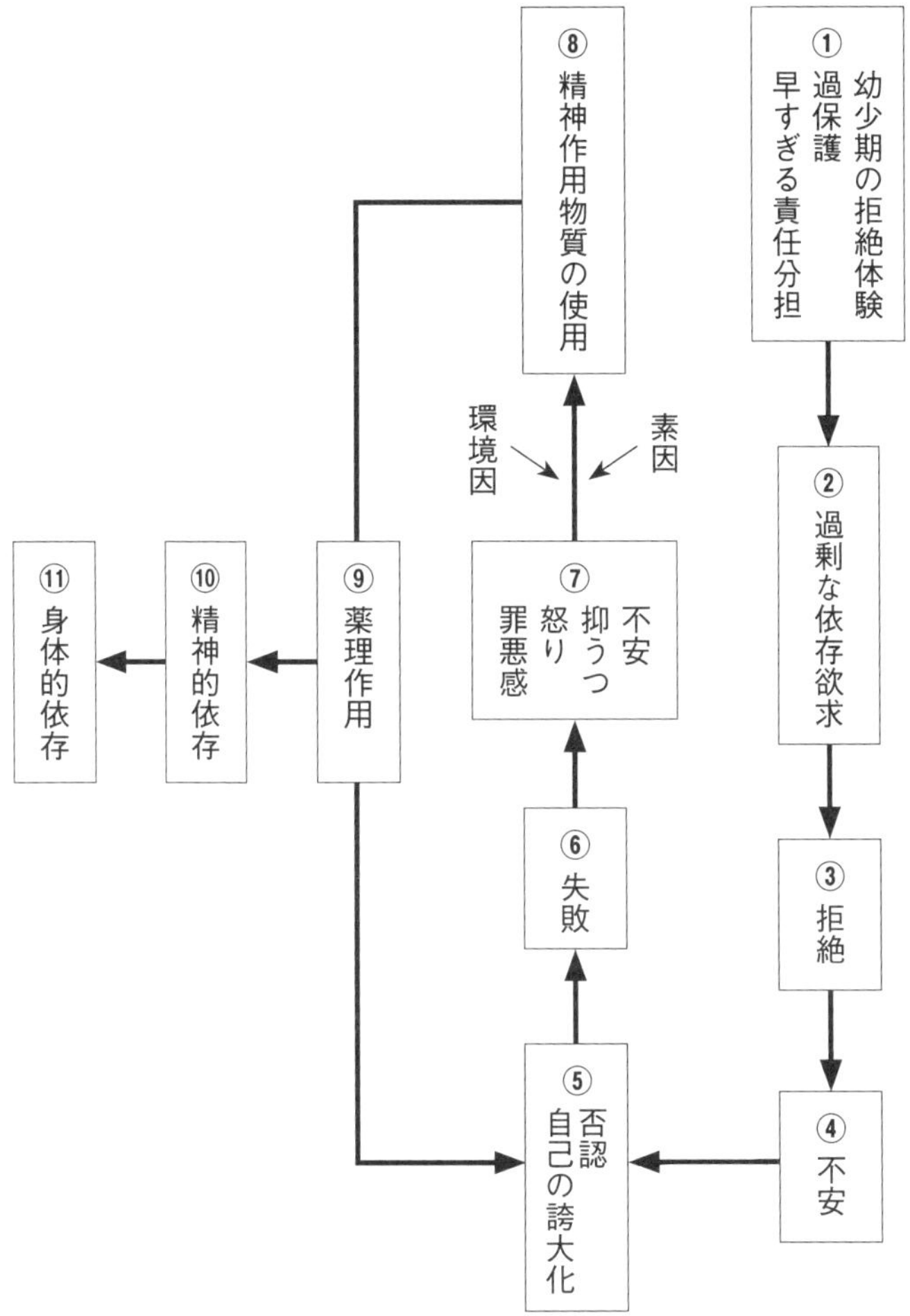

Zimbergの図を一部改変

アルコール依存になるかを示しています。

ジンバーグはまず、アルコール依存の人には、幼少期に親から拒絶されたり、崩壊しかけた家庭のなかで大人のような役割を担わされたり、あるいは逆に過保護にされたり、といった体験があると考えました（①）。なぜならば、幼少期には親にしっかり依存して、言い換えれば、なんの不安もなく愛に包まれて満足感を得ることが重要であり、これがその後の人格形成の基礎になるとされているからです。依存とはもともと心理学の用語で、「他人との接触、または他人からの支えによって満足を求める行動」と定義されています。

別の言い方をすれば、人間は1歳半から2歳ぐらいになると自己と他者とを区別できるようになりますが、このとき母親からたっぷり愛情を注がれていると、関心を他者に向けるようになります。ところが、このとき愛情が注がれないと他者に関心が向かず、結果的になんらかの人格障害――極端に自己中心的であるとか、極端に反抗的であるといった性格的な傾向――が生じることがあると考えられているのです。

図に戻りましょう。拒絶などが原因で、依存すべき時期にきちんと依存できず、安心感や満足感を得られないと、その子どもには「過剰な依存欲求」が生じます（②）。十分な信頼をもって依存することができないために、常に孤独や疎外感、不安などを感じていて、それを打ち消したいと強く願うのです。簡単に言えば、「もっと愛されたい」「もっと甘えたい」ということです。しかし、その願いも拒絶され続けてしまいます（③）。すると、不安が心を支配するようになります（④）。

人間にとって、不安を抱え続けるのはとても苦しいことです。そこで、「私には不安などない」と、不安があることを否認しようとします（⑤）。しかし、長年にわたって蓄積された不安は、容易に打ち消すことができません。さらに、人生の途上において、やりたいことがうまくできないとか、なりたい者になれないといった失敗も起こります（⑥）。そして、失敗によってさらに不安が増強されたり、抑うつが起こったり、怒りや罪悪感が生じたりしてしまうのです（⑦）。

そのような状況にある人に、「素因」と「環境因」という二つの要素が働きかけます。素因とは、もともとその人自身が持っている要素で、生まれつきアルコールに強い体質や、うつになりやすい性質、といったことです。環境因とは、ストレスが多い職場であるとか、家庭のなかにトラブルを抱えている、といったことです。不安や抑うつ、怒り、罪悪感などがあるところへ、素因と環境因という要素が作用して、堪え難い心理状態に陥ってしまうわけです。

このとき、もともとアルコールに強い素因を持つ人であればアルコールを飲むことで、そうでない人は別の薬物を摂取したりギャンブルをしたりすることで、耐え難さから逃れようとします（⑧）。つまり、アルコールや薬物、ギャンブル、人によっては買物やセックスなど、精神状態を変えてくれる物質や行動によって、耐え難さから逃れ、満足感を得ようとするのです。

この満足感を与えてくれるのが薬理作用です（⑨）。つまり、アルコールであれば、脳に働きかけて抑制を解いてくれる、といった働きです。精神に作用する物質や行動をとると、人はその薬理作用によって満足感を得、自分が偉大な存在であるかのように感じます（⑤）。精神作用物質によって自己が誇大化しているときは、不安も感じないで済むのですが、薬理作用は一定の時間がたてば消えてしまいます（⑥）。すると不安や抑うつ、怒り、罪悪感などがいっそう募り（⑦）、それを打ち消そうとして、再び精神作用物質を使用することになるのです（⑧）。

このようなサイクルを繰り返し、精神状態を変えてくれる物質や行動をとり続けるうちに、しだいに精神的依存と身体的依存が形成されていきます（⑩⑪）。アルコールでいえば、飲酒がコントロールできない状態が精神的依存であり、手の震えなどの離脱症状が現れる状態が身体的依存です。

アルコール依存の人には、この図式に当てはまる人が多いことは、日々の臨床のなかでも実感としてあります。しかしまた、この図式に当てはまらない人がいることも事実であり、単純に幼少期の体験がアルコール依存を作るということはできません。幼少期につらい体験をしても、アルコール依存にならない人は大勢います。また、脳に働きかけて意識を変容させる薬物を使用すること自体が文明の第一歩であり、そのような薬物を欲するのが人間の本性である、という説もあります。人がなぜアルコールなどの薬物や行為に依存するかは、非常に奥が深く難しい問題なのです。

アルコール問題を抱えた親の子は、アルコール依存になりやすい?!

先ほど、アルコール依存の形成過程の図の①に、アルコール依存の人には「幼少期に、崩壊しかけた家庭のなかで大人のような役割を担わされたり」した体験がある、ということが出てきました。実は、これはＡＣＯＡ（Adult Children of Alcoholics アダルト・チルドレン・オブ・アルコホリックス）と呼ばれる、アルコール依存の親に育てられた子どもたちを意味していて、この人たちは成長してからアルコール依存になりやすいという事実があります。

アルコール問題のある家庭に生まれた子どもたちは、家族が壊れることの危機感を、自分が壊れることとの危機感と重ね合わせて成長していきます。そのため、なんとか家族の崩壊を食い止めようとして、自分が両親の間を取り持ったり、親の役目を果たせなくなった親の代わりをしようとしたり、険悪な雰囲気を緩和しようとしてわざと明るくふるまったりします。その結果、子どもらしい子ども時代を送ることができず、大きな不安や満たされない思い、すなわち不全感を抱えてしまうのです。

この不全感を埋めようとして、アルコールやほかの薬物などに依存してしまうわけですが、不思議なことにＡＣＯＡは、同じような境遇に育った人を配偶者に選ぶ確率が高いこともわかっています。もちろん、アルコール依存の親を持つ人がすべてアルコール依存になるわけではありませんし、同じような境遇の人と結婚するわけでもありません。しかしこのことは、アルコール依存が親から子へ、子から孫へと受け継がれてしまう可能性が高いことを示唆しています。その連鎖を止めるには、自分とアルコールの関係をしっかり見つめ、問題がある場合にはすみやかに解決策を講じることが大事です。

仕事や定年からくるストレスがアルコール依存を招くこともある

私のクリニックに来る患者さんのなかには、ACOAのように幼少期のつらい体験のある人がいる一方で、そのような体験とは関係なく、おとなになってからの何らかのきっかけによって、アルコール依存に陥ってしまった人たちもいます。

その典型の一つは、もともとうつやパニック障害などがあり、アルコールを薬代わりに飲み始めた人たちです。このようなケースについては、第4章で詳しく述べます。

もう一つの典型が、なんらかのストレスがきっかけとなって、アルコール依存に陥ってしまうケースです。症例を一つあげましょう。

Aさん（52歳）は、機械部品メーカーの工場長です。もともと酒好きではあったのですが、景気の悪化で工場の収支が赤字になり、その対策に追われるうちに、休みの日には朝からアルコールを飲むようになってしまいました。そして、努力も虚しく工場が閉鎖されることになり、Aさんは別の部門へ異動。「無能なヤツだ」と、後ろ指を指されているような気がして、とうとう平日にもアルコールを飲んで出社するようになってしまいました。私のクリニックに来たときAさんは、すでに手が震え、全身に脂汗が滲むという、明らかに離脱症状が出た状態。根がまじめな人なので、医師の診察を受けるのだからと、酒を飲まずにやって来たのです。もう一つ、症例をあげます。

Bさん（69歳）は60歳で会社を定年退職し、再雇用で5年間働いたあと、年金生活に入りました。悠々自適な毎日のはずだったのですが、朝起きるとなにもすることがありません。子どもはとっくに自立して別に暮らしていますし、妻は毎日パートに出ています。そのうちに、退屈さを紛らわそうとして昼からアルコールを飲むようになり、あっという間に酒量が増えてしまいました。泥酔して出かけ、階段を踏み外して傷だらけになってしまったために妻が気づくところとなり、クリニックに連れられて来ました。

Aさんは仕事上のストレスが重なってアルコール依存になった例であり、Bさんはアイデンティティー喪失というストレスによってアルコール依存になった例です。Bさんはリタイア後の男性によくあるケースで、女性であれば子育てが一段落したあとの〝空の巣症候群〟と呼ばれる状態です。いずれにせよ、その人にとって大きなストレスが重なったとき、たまたま酒が好きだったり飲める体質だったりすると、大量飲酒が始まり、最終的には連続飲酒にまでいってしまうことがあるのです。

ところで、みなさんはアルコール依存とアルコール中毒の違いがわかりますか？　結論から言えば、アルコール依存とアルコール中毒は同じ病気です。アルコホリズムという英語の病名を翻訳する際に、最初に用いられたのがアルコール中毒という言葉だったのです。

中毒とは、食中毒や一酸化炭素中毒などを考えればわかるとおり、毒のある物質を体内に取り込んだときに起こる症状です。アルコール中毒は、アルコールを飲んだことによって起こる症状のことで、慢性と急性があります。急性の方はいまでも急性アルコール中毒と呼ばれていますが、慢性については、中毒と呼ぶのはふさわしくないという考えが現在は一般的です。アルコールという薬物の毒性によって直接的に起こる症状よりも、依存という状態によって引き起こされる結果の方が、重大な問題だと考えられるようになったからです。

3 繰り返される飲酒運転の背景にあるアルコール依存

執行猶予中に再び飲酒運転をしてしまった

中川昭一氏の〝もうろう会見〟は、飲酒がはらむ問題をはっきり目に見える形にして、私たちに提示してくれました。普段は気づきにくいアルコールの問題が、時折こうして表面化することがあるわけですが、なによりもアルコールの問題をはっきりとした形で私たちに見せてくれるのが、飲酒運転です。もっとも、飲酒運転の背景にアルコール依存の問題のあることが知られだしたのは、つい最近のことです。

罰金を払わされたり、運転免許を失効させられたり、交通刑務所に入れられたりしても、アルコール依存を治さなければ、飲酒運転は繰り返されてしまいます。その代表的な例を一つ挙げましょう。2002年7月に起こった高速バスの運転手による飲酒運転事故で、名古屋から新宿に向かう高速バスが、中央自動車道・談合坂サービスエリア内で駐車中の乗用車に接触したというものです。

幸いなことに負傷者もなく、事故自体は大したものではなかったのですが、その背景にはぞっとするような事実がありました。運転手の様子がおかしいことに気づいていた乗客たちの指摘で、アルコール検知を行ったところ、呼気1リットル中のアルコール濃度が、なんと0・35ミリグラムもあったのです。当時の道路交通法では酒気帯びの範疇ですが、現在ならば酒酔い運転に該当すると考えられます。

現行の道路交通法では、0・15以上〜0・25未満の酒気帯び運転で、違反点数が13点、最低でも90日間の免許停止。0・25以上の酒気帯び運転では違反点数が25点、1回で免許取り消しとなり、その後最低2年間は免許を取れなくなります。酒酔い運転の場合は違反点数が35点、免許取り消しのうえ、最低3年間は免許を取れません。

ちなみに、酒酔い運転にはアルコール濃度の規定がありません。一般的には酒気帯びの基準値よりも高い濃度であることが条件のようですが、法律上は「アルコール等の影響により正常な運転が困難な状態にある」場合をさします。つまり、人によっては0・25ミリグラム以下でも酒酔い運転に該当することがある、という解釈が成り立つわけです。

話がそれましたが、取り調べの結果わかったのは、普通ならあり得ない乗務実態でした。

当日この運転手は、出勤前にまず自宅で焼酎をコップ1杯飲み、携帯用のボトルに焼酎を詰め、それを鞄に入れて家を出ました。なおかつ出勤途中で缶チューハイ（500ミリリットル）2本と瓶入りの焼酎1本を買い、車庫での車両点検中に缶チューハイ1本を一気に飲み干し、その状態でバスの運転を開始。車庫出発直後に、運転しながらもう1本缶チューハイを飲み、名古屋駅で乗客を乗せて中央自動車道を走り出しました。そして、さらに運転中に、瓶入りの焼酎（ストレート）を5分の1ほど飲んでいたのです。

前の車に異常に接近したり、ふらふらと車線を変えたりするため乗客たちが異常に気づき、そのうちの一人が家族にあてて「運転手が酔っている、ぶつかりそうで恐い」といった内容のメールを送信しました。それを受けた家族が営業所に連絡、営業所からバスに電話をかけましたが、運転手は電話に出ません。どこを走っているかわからないため、手をこまぬいているうちに、サービスエリアで接触事故を起こした、というわけです。

アルコール検知を行った時点では、0・35ミリグラムにまで呼気中のアルコール濃度は下がっていましたが、乗客がメールをした頃は泥酔状態だったと考えられ、無事に運転して来られたこと自体が奇跡のようなものです。

しかし当の運転手は「暑さで喉が渇いたため（缶チューハイを）飲んだ」とか、「酎ハイはジュースみたいなものだから、暑い時に飲むとうまい」「中央道はカーブが多いから予想以上に酒が回ってしまった」などと語っていて、悪びれた風もありません。しかもこの運転手は勤続24年、教官資格も持つ大ベテランなのですが、以前にも路上駐車していた車にバスを追突させたことがあります。技術的には考えられない初歩的なミスであることから、このときも飲酒運転だった可能性があると指摘されました。

この事故を重く見て、国土交通省はバス会社に対して同路線の75日間の運行停止という、乗務員の飲酒によるものとしてはそれまでで最も重い処分を下しました。当の運転手は懲戒解雇、地方裁判所に起訴されて、懲役6か月執行猶予4年の判決が下っています。

これで一件落着、のはずでした。ところが、約2年後の2004年4月、同じ人が再び飲酒運転でつかまったのです。交差点の一時停止違反をした乗用車をパトロール中の警官が見つけ、運転免許証の提示を求めたところ、酒臭いことが発覚。アルコール検知をしてみると、酒気帯び相当量のアルコールが検出されたのです。

しかも、何とこの人は、運送会社の面接を受けにいく途中でした。「仕事の面接を受けにいこうとしていた際に捕まった。悪いとは思っていたが、遅刻しそうだったのでやむを得なかった」と語ったそうですが、もしも運送会社に採用されていたとしたら、どんな事態が引き起こされたことか――。

結局、執行猶予中であったにもかかわらず再度飲酒運転をしたことで「極めて悪質」と判断され、この人は懲役6か月の実刑判決を受けました。先の高速バスの裁判では、「異動を控えて不安で酒を飲んだ」と証言したそうですが、この事実を見れば明らかに常習性があり、異動が原因ではなくアルコール依存のせいで飲んだと考えられるわけです。

飲酒運転を繰り返す人は、この運転手だけではありません。酒気帯び運転で免停中に、飲食店で8時間にわたって酒を飲んで車を運転し、ひき逃げ事故を起こした人。ペットボトルに入れた焼酎を飲みながら高速バスを運転し、蛇行していることに気づいていなかった運転手。自家用車を運転中に信号無視で停止を求められ、酒気帯びの発覚を恐れ、信号無視を繰り返して逃走したバスの運転手。常習的に飲酒運転を繰り返し、一時停止を無視して人をひいたあげく、交際相手といることがばれるのを恐れて逃げた主婦、等々。

悪質な飲酒運転が後を絶たないことや、重大な事故が相次いだことから、道路交通法が改正され、飲酒運転への罰則が強化されたことは、みなさんご承知のとおりです。国土交通省からの指導もあり、バス会社や鉄道会社ではアルコールチェッカーの導入や点呼の厳正化などの対策もとられています。しかし、それだけで飲酒運転をなくすことはできません。「悪いとは思ったが、やむを得なかった」と元運転手が語っているとおり、悪いとわかっていてもやってしまう、自分でコントロールできないのが、アルコール依存だからです。

アルコール依存を治さなければ、飲酒運転はなくならない

飲酒運転の事故件数そのものは、2002年以降何度かの道路交通法改正を経て飲酒運転が厳罰化された結果、急激に減っています。ピーク時の2000年には2万6280件あった飲酒運転事故が、08年には4分の1以下の6219件にまで減少したのです。この事実は喜ぶべきことですが、これで問題が解決したわけではありません。というのは、アルコール依存の可能性のある人が、飲酒運転をしたことのある人のなかに占める割合が、とんでもなく高いことがわかったからです。

アルコール依存の専門病院である独立行政法人国立病院機構久里浜アルコール症センターと神奈川県警とが行った共同研究によれば、07年中に免許取り消し処分を受けた1396（男1307、女68、性別不明21）人中、飲酒運転の経験がある人は男性で約70

パーセント、女性で約52パーセントでした。免許取り消しになった人では、飲酒運転をしたことのない人の方が少ないのです。

しかも、免許取り消しになった人全員に、アルコール依存の判定テストをしたところ、「アルコール依存症の疑いがある」と判定された人は、以下のような数になりました。

男性「飲酒運転の経験あり+検挙の経験あり」のうち、39・5パーセント
「飲酒運転の経験あり+検挙の経験なし」のうち、20・1パーセント
「飲酒運転の経験なし」のうち、6パーセント
女性「飲酒運転の経験あり+検挙の経験あり」のうち、36・8パーセント
「飲酒運転の経験あり+検挙の経験なし」のうち、23・1パーセント
「飲酒運転の経験なし」のうち、12・5パーセント

男女とも、飲酒運転の経験があって、なおかつ検挙されたことがある人では、なんと4割近くがアルコール依存の疑いがあると判定されたのです。つまり、悪質な飲酒運転の約4割は、アルコール依存が原因といっても過言ではないのです。

しかし日本では、アルコール依存が疑われる人への教育や治療は、まだほとんど行われていないのが実状です。交通犯罪の受刑者を収容している兵庫県の加古川刑務所で、ようやく2年ほど前から、飲酒運転の受刑者を対象に週1回「酒害教育プログラム」が実施され始めた程度です。

それに対してアメリカでは80年代から、「飲酒運転の背景には、アルコール依存などの飲酒問題がある」という考えに基づき、「処罰・制裁」と「教育・治療」の両面が重視された再犯防止策が採られています。

制度の要となっているのは飲酒問題を扱う簡易裁判所「ＤＵＩ（Driving Under Influence＝アルコール・薬物の影響下での運転）コート」で、アルコール問題に関する専門知識を持つ検事と裁判官がいて、処罰・制裁と教育・治療を組み合わせた判決を下します。

具体的な内容は州によって異なりますが、たとえばカリフォルニア州では、カウンセリングや断酒、自助グループへの参加などを組み合わせた「ＤＵＩプログラム」を義務づけ、これを修了しないと免許の再交付を受けられません。しかも、プログラムにかかる費用はすべて違反者の負担で、税金は使われません。

いくら罪を償っても、アルコール依存そのものを治さなければ、「悪いとわかっていて、やってしまう」のです。これはがんや動脈硬化と同様、自分ではどうすることもできない病なのです。これ以上飲酒運転の被害者を出さないために、そして加害者を作らないためにも、一日も早く「ＤＵＩプログラム」に匹敵するような制度を、日本でも導入してほしいと思います。

第2章

アルコール依存は、なぜ知らない間に進行していくのだろう?

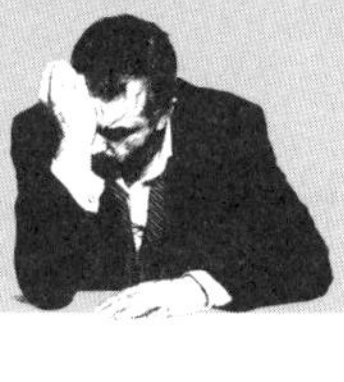

1 アルコール依存の「前期」と「後期」の間には一線がある

アルコール依存は「前期」と「後期」でこんなに違う

第1章では、アルコール依存とは、まさに大事なときに飲んでしまう「コントロール不能の病」であることを見てきました。第2章では、コントロール不能と並ぶアルコール依存の大きな特徴「否認の病」、そして「進行する病」という側面を見ていきます。

その前に、アルコール依存の全体像をつかみやすくするために、P60〜61の「アルコール依存進行度合チェック表（アルコール依存の段階別特徴）」を見ていただくことにしましょう。あなた自身、あるいは家族や友人などの日常を思い浮かべながら、項目の当てはまるところに丸をつけてみてください。

以下、それぞれの項目について解説していきます。

飲酒のコントロール

①と、②から⑧は「飲酒のコントロール」、すなわち自分の意志で飲み方が制御できるかどうかに関する項目です。

①の「大事なときに」飲むかどうかは本書のテーマでもあり、「ここぞ!」というときに飲んでしまうかどうかが、アルコール依存の進行度合を見る大きな目安の一つでもあります。大事なときとは、会社員ならば重要な会議がある、大きな商談がある等々の場合でしょうし、日常生活でいえば冠婚葬祭がある、来客がある、子どもの学校行事がある、というような場合でしょう。端から見ればたいしたことではなくても、本人が大事だと思えば、それが大事なときなのです。

そのような大事なとき、普通の酒好きの人ならば、アルコールは飲みません。飲酒を自分でコントロールすることができるからです。アルコール依存前期の人は、大事なときにはおおむね飲まないでいられるのですが、プレッシャーが大きかったり、ストレスが溜まっていたりすると、飲んでしまうことがあります。アルコール依存も後期になると、大事なときでもなんらかの理由をつけて飲んでしまいます。治療法については第５章で詳しく述べますが、専門医を受診してアルコール依存症であると診断された人は断酒をしますので、

⑮ 飲んだとき 周りが楽しい	楽しい	楽しいときも、 楽しくないときも	周りは迷惑	断酒に協力
⑯ 家族の憂鬱	ない	小さいが 常にある	常に大きい	時折あるが 小さい
⑰ 家族の崩壊	ない	ない	ある	再構築
⑱ 仕事上のトラブル	ない	少ない	多い	ない
⑲ 金銭トラブル	ない	少ない	多い	ない
⑳ 人間関係のトラブル	ない	少ない	多い	ない
㉑ ケガや警察沙汰	ない	少ない	多い	ない
㉒ 酒を飲んで記憶を なくすことがある	ない	ある	ある（増える）	酒は飲まない
㉓ 脳の萎縮の度合い	ない	小さい	大きい	大きい
㉔ 自殺の危険性	ない	ない	ある	ある
㉕ 不眠など （精神的離脱症状）	ない	ない	ある	初期はある
㉖ 手の震えなど （身体的離脱症状）	ない	ない	ある	初期はある
㉗ 精神科治療の 必要性	ない	ある	ある	ある
㉘ 肝臓病などの 身体疾患	ない	ある	ある	ある
㉙ 内科治療の必要性	ない	ある	ある	ある
㉚ 連続飲酒発作	ない	ない	ある	酒は飲まない

●アルコール依存進行度合チェック表（アルコール依存の段階別特徴）

	酒好き	アルコール依存前期	アルコール依存後期	アルコール依存症（受診後）
① 大事なときに	飲まない	たまに飲む	飲む	酒は飲まない
② 泥酔したことがある	ない	たまにある	たびたびある	酒は飲まない
③「今日は飲むな」と言われたら	飲まない	文句を言うが飲まない	隠れて飲む	酒は飲まない
④ 禁酒の試み	自発的に	人に言われれば	できない	酒は飲まない
⑤ 飲み出すと止まらない	止められる	止められる	止まらない	酒は飲まない
⑥ 飲酒問題を指摘されたら	「酒は好きです」	「問題ない」	「問題があるかもしれない」	「酒は飲まない」
⑦ たまらなく飲みたい気持ちがある	ない	ない	ある	初期はある
⑧ しらふだとイライラする	しない	しない	する	ドライドランク
⑨ 飲酒の頻度	ほぼ毎日	ほぼ毎日	毎日	酒は飲まない
⑩ お酒が楽しい	楽しい	楽しいが、飲み過ぎて後悔	苦しい	酒は飲まない
⑪ 迎え酒・朝酒をする	しない	しない	する	酒は飲まない
⑫ 酔わないように酒の種類を変える	変えない	たまに変えてみることがある	何度も変えてみた	酒は飲まない
⑬ 酔うまで飲める	飲める	飲める	飲めない	酒は飲まない
⑭ 酒を飲むと攻撃的・暴力的になる	ならない	たまになる	なる	酒は飲まない

※右ページの表⑮へ続く。

大事なときであろうとなかろうと、アルコールは飲みません。それがチェック表に書かれている「酒は飲まない」の意味です。

②の「泥酔したことがある」は、前後不覚の酔い方をしたことがあるかどうかです。先般、有名タレントが公園で全裸になって逮捕された事件がありましたが、まさにあのような、いったい何をしているのか自分で自分がわからないような酔い方です。普通の酒好きな人はそうなるまで飲みませんが、依存前期の人はたまに、後期の人はたびたび、そうなるまで飲んでしまうことがあります。

③の「『今日は飲むな』と言われたら」は、たとえば妻から「今夜はお客さんが来るから飲まないでよ」とか、「車だから飲まないでちょうだい」と言われたとき。普通の酒好きは「そうだね」とあっさり同意しますが、依存前期の人は「ちょっとぐらいならだいじょうぶなのに、うるさいなあ」などと文句を言います。が、まだコントロールが完全に失われてはいないので、飲まずにいることができます。それに対して依存後期の人は、「わかった」とは言うのですが、飲みたい気持ちが抑えられず、妻の目を盗んで隠れ飲みをしてしまいます。

④の「禁酒の試み」は、酒好きの人ならば「このところ飲み会続きだったから、今日は

抜こう」とか、「休肝日を設けよう」などと思い、自発的に禁酒します。依存前期の人は、自発的に禁酒することはないのですが、妻に「飲み過ぎだから2、3日禁酒しなさいよ」と言われたりすると、不承不承ながら短期間の禁酒をします。依存後期になると、内臓のダメージも大きくなりますし、自分でも禁酒した方がよいとは思うのですが、よほどのことがない限り禁酒できません。

厚生労働省の「国民健康・栄養調査」（平成17年）によれば、今までに医師や保健師などから飲酒量を減らす、または禁酒するように言われたことがある人のうち、「初め飲酒量を減らしたが、また元の量に戻ってしまった」人は、男性17・3パーセント、女性13・3パーセント。「飲酒量を減らそうと試みたが、減らせなかった」人は、男性10・3パーセント、女性8・4パーセントでした。はなから減らす気のない「飲酒量は減らさなかった」人（男性17・3パーセント、女性21・7パーセント）を含めると、実に男女とも4割以上の人が、医師や保健師から指示されたにもかかわらず、飲酒量を減らせなかったという結果が出ているのです。その必要があるのにできないのは明らかにコントロール不能であり、この表に照らし合わせれば、一旦減らしたが元に戻った人は依存前期、減らせなかった人と減らさなかった人は依存後期の可能性があります。

⑤の「飲み出すと止まらない」は、「今日は1杯でやめておこう」とか、「まだ仕事が残っているから、乾杯だけつきあっておこう」と思って飲み出した場合と、なにも決めずに飲み出した場合との両方を含みます。酒好きの人は、自分で決めた制限に従うことができますし、制限がなくても際限なく飲むことはありません。依存前期の人も、たまには泥酔するまで飲んでしまうこともありますが、普段はある程度飲んだらやめますし、制限がある場合には、不承不承ではあっても従うことができます。それに対して依存後期の人は、一口アルコールを飲んだが最後、「1杯でやめておこう」という決意もむなしく、泥酔するまで飲んでしまうのです。

⑥の「飲酒問題を指摘されたら」は、「飲み過ぎじゃないの?」とか、「そんな飲み方をしていてはだめだよ」などと、注意された場合です。酒好きの人は「そうなんだよね、酒が好きだからね」「飲み過ぎかな?」などと、自分が酒飲みであることを認めます。ところが依存前期の人は「え? そんなことないよ」と、問題を否定します。すでにアルコールにとらわれているために、節酒や禁酒をするのがいやなのです。しかも、自分ではアルコールにとらわれているとは思っていないので、飲酒問題そのものを否定するのです。

依存後期の人は、たびたび失態を演じたり、周囲から叱責されたりしているために、自分でも薄々問題があると感じていて「問題があるかもしれない」と、消極的ながら認めます。人によっては「節酒してるじゃないか!」とか、「わかってるよ!」と、怒ることもあります。痛い所を人から突かれるのは、だれだっていやなのです。それに対して依存症と診断された人は、自分の問題をはっきり自覚していますから、「飲んでいたときは問題があったが、今は飲まない」と答えます。

⑦の「たまらなく飲みたい気持ちがある」は、専門的に言えば「強迫的な飲酒欲求」です。砂漠で道に迷った人が水を求めるように、数日間なにも食べていない人が食物を求めるように、まさに〝強迫的な〟飢餓感をもってアルコールを求めるのです。これが、依存後期になると現れます。

⑧の「しらふだとイライラする」は、アルコールが切れても、脳がアルコールの影響下にあることによって生じる状態です。

過度の飲酒を長期間続けると、脳内のセロトニンという神経伝達物質の濃度が下がっていきます。すると脳が焦燥感の高まる方向に働き、そのせいで私たちはイライラしてしまうのですが、アルコールで脳がマヒしているときにはイライラを感じません。しかし、しらふになるとイライラを感じます。そのイライラしてやりきれない感じをなんとかしたくて、またアルコールを飲むのです。ただし、これはアルコール依存後期の人の場合で、依存症という診断を受けて断酒している人の場合は、また違ったメカニズムでイライラが生じます。

アルコール依存症の人の場合は、専門医療機関や専門施設を退院してから、だいたい6か月ほどたった頃、まったくしらふのときにイライラが現れます。普通の人のイライラする感覚とは少し違っていて、一見普通なのですが、意見交換などをすると些細なことにこだわったり、すぐに興奮して冷静さを失ってしまったりします。いわば脳が「晴れと褻《け》（特別なときと普段）」という場合の「晴れ（＝躁）」になっている状態で、第5章で紹介する自助グループのＡＡでは、これを「飲んでいないのに酔っぱらっている」という意味で「ドライドランク」と呼んでいます。

なぜこのような状態になるかというと、アルコールの切れた状態が数か月間続いたために、脳がアルコールのない状態に対応しようとして、神経細胞を新たに接続しなおしているからではないかと、私は考えています。

意識や行動の変化

⑨から⑮は「意識や行動の変化」、すなわちアルコールによって本人の意識や行動がどう変わるかに関する項目です。

⑨の「飲酒の頻度」は、行動面から見れば、酒好きの人と依存前期の人に差はありません。どちらも「ほぼ毎日飲む」、言い換えれば飲まない日がたまにある、ということです。しかしその内面、すなわち飲まない日の意識の有り様が異なることは、これまで見てきたとおりです。

⑩の「お酒が楽しい」は、飲むときの意識です。酒好きの人にとって飲酒は基本的に楽しいことであり、飲むのが楽しいから飲むのです。依存前期の人も飲めれば楽しいのですが、時折コントロール不能になるため、飲み過ぎて後悔することがあります。ところが依存後期になると、飲酒はもう楽しいことではなくなってしまいます。アルコールへの耐性が高まっているため、飲んでもなかなか酔うことができませんし、内臓の調子も悪くなっていますから、身体的な苦痛もあります。さらに、大量のアルコールを飲み続けると脳はうつを発症しますから、気分がふさいでしまいます。飲むのが楽しいどころか苦しいのに、強迫的な飲酒欲求に駆られ、飲まずにはいられないのが依存後期です。

⑪の「迎え酒・朝酒をする」は、だれが見てもはっきりわかる行動であるため、その人がアルコール依存かどうかを周囲の人が判断するときの指標になります。前の晩に飲み過ぎて二日酔いになったとき、酒好きの人と依存前期の人は、水を飲んだり頭痛薬を飲んだりすることはあっても、迎え酒をしようとはしません。また、朝起きていきなり酒を飲むこともありません。しかし依存後期になると、迎え酒をしたり朝酒を飲んだりすることが常態になります。依存後期では、アルコールが切れると離脱症状（禁断症状）が現れるため、その不快さを飲むことによって抑えるのです。

⑫の「酔わないように酒の種類を変える」は、「ビールは水みたいなものだから、ビールに替える」とか、「日本酒は身体に悪いけれど、焼酎は身体によいから焼酎に替える」といったことです。酒の種類によって身体によい悪いという違いはなく、飲めばアルコールの影響は同じです。ところが、アルコール依存の人はなんとか自分で自分の飲酒をコントロールしようとして、飲む酒の種類を変えることがよくあるのです。

⑬の「酔うまで飲める」は、アルコール耐性と意識の関係です。アルコールを飲み続けると耐性が上がっていくため、同じ量のアルコールでは酔ったと感じなくなります。要するに酒が効かなくなるわけですが、依存前期までは酒量が増えてはいくものの、「酔った」

と感じるまで飲むことができます。ところが依存後期になると、耐性が上がりきってしまい、飲んでも飲んでも酔ったと感じません。

実は、酔ったと感じるかどうかは、脳内の快感を感じる神経回路にスイッチが入るかどうかによります。このスイッチを入れるのが神経伝達物質の一つであるドーパミンですが、アルコール依存になるとドーパミンの働きが低下してしまい、快感のスイッチが入らず、酔ったと感じないのです。しかし、あくまでも酔ったと〝感じない〟だけであって、脳は飲んだアルコールの量に比例してマヒしていきます。そのため、酔ったと感じる前に泥酔するという、パラドックスが起こります。

⑭の「酒を飲むと攻撃的・暴力的になる」は、俗に〝酒乱〟と呼ばれる状態ですが、これは脳の扁桃体がアルコールでダメージを受けたことによって生じます。扁桃体は恐怖や怒りを司る感情の中枢ですから、扁桃体がダメージを受けると感情が不安定になります。そのため、飲むと攻撃的・暴力的になる人がいるのです。攻撃や暴力は依存の進行とともに常態となっていきますが、さらに飲み続けて扁桃体が回復不能なほどダメージを受けると、今度はいっさいの感情がなくなってしまいます。

⑮の「飲んだとき周りが楽しい」は、意識や行動の変化を周囲がどう受け取るかです。

当然と言えば当然ですが、依存後期になると際限なく飲んで泥酔したり、攻撃的になったりするために、周囲の人たちは非常に迷惑をします。そして迷惑そうな顔をしたり、飲酒をやめさせようとしたり、無視したりするようになります。そのような態度をとられると、ただでさえ感情が不安定になっているアルコール依存の人は、ますます怒りが募って暴力がエスカレートしたり、はでに物を壊したりしてしまい、いっそう周りからいやがられるという悪循環に陥ってしまうのです。

社会的な影響

⑯から㉑は「社会的な影響」、すなわちアルコールを飲むことによって引き起こされる、社会的な問題に関する項目です。

⑯の「家族の憂鬱」は、家族のいない人は友人や恋人、職場の上司や仲間などと置き換えてみてください。依存前期では、「飲み過ぎじゃないだろうか」「身体に悪い」といった程度ではあるものの、家族や周囲の人は常に心配をしています。しかし、周囲もまさかアルコール依存だとは思っていないために、何らかの行動を起こすことはありません。

依存後期になると、「このままでは心身ともにぼろぼろになってしまう」とか、「会社をリストラされてしまうのではないだろうか」「家族が崩壊するのではないか」などと、心配はずっと深刻なものになり、しかも常に家族や周囲の人の心を支配するようになります。人によってはここで共依存の関係に陥ります。

それに対して依存症の診断を受けた人は、断酒をするのでそのような心配はありません。ただ、冠婚葬祭のように酒のある席に出なければならないときには、「また飲んでしまわないだろうか?」といった心配が頭をもたげることがあります。

⑰の「家族の崩壊」は、依存後期で起きます。夫婦が別居したり離婚したりする場合も多いのですが、必ずしもそうなるわけではありません。当人がそれまで家族のなかで担っていた役割を果たせなくなったために、役割の転換が起きたり、家族のなかで孤立したりする場合があるのです。たとえば、アルコールのために夫が働けなくなり収入が途絶えた場合、妻が代わりに働きに出て、夫の役割を果たすようになります。さらに、父と子の関係が疎遠になり、母と子の関係が密になり、母が父の役割まで果たすようになります。

アルコール依存症と診断された後に起こる家族の再構築は、必ずしも夫婦や親子の関係が元に戻ることではありません。再構築された結果、家族がそれぞれ独立して、別々の道を歩み出すこともあります。

⑱の「仕事上のトラブル」とは、朝起きられなくて遅刻する、欠勤をするなどが典型的な例です。さらに、アルコールを飲んだ状態で仕事をするようになると、記憶力や判断力が鈍ってミスをすることが多くなります。初めのうちは小さなミスなので周囲も気づきにくく、本人もカバーできるのですが、徐々に大きなミスをするようになって、アルコール問題のあることが周囲に知れ渡っていきます。

⑲の「金銭トラブル」は、アルコールにとらわれると、なによりも飲むことが優先されるようになるために発生します。生活費を飲んでしまって家族の間でトラブルになるのはまだ序の口で、そのうち借金をして飲むようになったり、つけを踏み倒したり、場合によっては会社のお金を使い込んでしまったりする人もいます。元来とても几帳面だった人が、アルコールのせいで金銭トラブルを頻発し、「人が変わった」と言われることも稀ではありません。

⑳の「人間関係のトラブル」は、仕事上のトラブルや金銭トラブルと同様、なによりも飲むことが優先されるようになった結果、発生します。飲むためならば、相手がどう感じようがかまわなくなってしまうのです。あるいはまた、暴言を吐いたり暴力を振るったりしたことで、人間関係に亀裂が入ることもあります。

㉑の「ケガや警察沙汰」は、酔って暴れたり転倒したりすることで発生します。多くの場合、「気づいたら警察にいた」とか、「気づいたら血だらけだった」というように、本人は自分が何をしたか覚えていません。

精神・身体疾患

㉒から㉙は「精神・身体疾患」すなわち、アルコールによって引き起こされる精神と身体の病気に関する項目です。

㉒の「酒を飲んで記憶をなくすことがある」は、㉑でも登場した「自分が何をしたか覚えていない」状態で、「ブラックアウト」と呼びます。ケガや警察沙汰には至らなくても、「昨夜は二次会に行ったところまでは覚えているけれど、そのあとどうやって帰ったかわからない」とか、「手持ちの金が減っているから、どこかで使ったはずだけれど、記憶がない」というような状態です。これは眠ったから忘れてしまったのではなく、短期記憶を司る脳の海馬という器官がアルコールでマヒし、自分がしたことを記憶できなかったために起こります。

㉓の「脳の萎縮の度合い」とは、脳がアルコールのダメージを受けて萎縮した割合です。

あまり知られていませんが、脳はアルコールによって萎縮するのです。

大量にアルコールを飲むと、まず脳の「機能的変化」が起こります。機能的変化とは機能、すなわち働きが落ちることです。しかし、脳にはダメージを受けても回復する力がありますから、最初のうちはアルコールを飲むと機能が落ちるものの、しばらく断酒をすると回復します。ところが大量のアルコールを飲み続けると、しだいにアルコールが切れても脳の機能が回復しなくなり、やがて脳の「形態的変化」が起こります。この形態的変化が脳の萎縮であり、萎縮が進めば認知症を発症します。これがアルコール性認知症です。

㉔の「自殺の危険性」は、過度の飲酒によってうつを発症することで生じます。第4章で詳しく説明しますが、大量にアルコールを飲むと私たちの脳はうつを発症し、飲めば飲むほどうつは重くなり、自殺の危険性も高くなっていきます。と同時に、アルコールによって生じた身体的・社会的な問題、たとえば肝臓や膵臓などの病気や、家族との別離、リストラ、金銭的なトラブルなどによってもうつが重症化し、自殺の危険性が高まります。

㉕の「不眠など（精神的離脱症状）」は、アルコールが切れたときに起こる精神的な症状で、うつや不快感、強迫的な飲酒欲求などもこれに含まれます。離脱症状は、精神的離脱症状も身体的離脱症状も、ともにアルコールの影響によって脳の機能が変化してしまっ

たことで起こります。たとえば、不眠は以下のような仕組みによって起こると考えられています。

長期間アルコールの作用を受け続けると、脳はアルコールが作用した状態で興奮と抑制のバランスがとれるように、自ら変化していきます。アルコールには抑制作用がありますから、抑制という重石を載せられた状態で、興奮と抑制のバランスを保てるようになるわけです。したがって、その状態でアルコールが切れると、「抑制」という重石が急になくなったようなもので、「興奮」が一気に跳ね上がってしまうのです。そのため、興奮して寝付けないということが起こります。

㉖の「手の震えなど（身体的離脱症状）」は、やはりアルコールが切れたときに起こる症状です。代表的なものが、医学的には「手指振戦」と呼ばれる手の震えで、そのほかに嘔吐、発汗、頻脈、痙攣などがあります。最も重篤な身体的離脱症状は全身の震えや発熱、頻脈、意識障害などを伴う「振戦せん妄」で、致死率は15パーセントとされています。アルコールなどの薬物が切れたときに起こる症状は、以前は「禁断症状」と呼ばれていましたが、現在は「離脱症状」もしくは「退薬症状」と呼ぶのが一般的です。

㉗の「精神科治療の必要性」は、アルコール依存前期からあります。依存前期には、身

体疾患はあっても離脱症状はないことがほとんどであるため、身体だけを治療する人が大多数です。しかし、身体の調子がよくなればまたアルコールを飲むわけで、これでは依存を強化することになりかねません。それを防ぐには、依存前期から内科治療と同時に精神科治療を行う必要があるのです。

㉘の「肝臓病などの身体疾患」は、個人差はありますが、依存前期から発症し、後期になるにしたがって徐々に重症化します。肝臓病であれば、脂肪肝から慢性肝炎へ、そして肝硬変へと進行していきます。また、肝臓だけでなく食道や胃、直腸などの消化器系にも同様のダメージがありますし、慢性膵炎や糖尿病、下痢、痔などもアルコールによって引き起こされます。

㉙の「内科治療の必要性」は当然、身体疾患を発症する依存前期からあります。㉗でも述べましたが、重要なことは内科治療と同時に精神科治療も行うことです。

究極のコントロール喪失

㉚の「連続飲酒発作」は、「飲酒のコントロール」に属する項目ですが、究極のコントロール喪失状態であるため、あえて最後に入れました。これが起こったら、アルコール依

存が最終段階に到達したと考えなければなりません。

「連続飲酒発作」は「発作」とついていますが、「心臓発作」のような急激に起こる症状とは異なります。たとえば、ビジネスマンが「今日は休みだから」と、土曜日の朝からアルコールを飲み始めたとします。だらだら飲み続けて泥酔し、いつの間にか眠っていたのが目覚め、また飲みます。再び飲み続けて眠り込み、目覚めては飲み、目覚めては飲み、とうとう月曜日の朝になって、ようやく飲むのをやめて会社に行った、というような状態です。食事もとらず、風呂にも入らず、外出もせず、ただひたすらに飲み続けるのです。

最初のうちはそれでも、出勤しなくてはならない月曜日に一旦飲むのをやめることができますが、しだいにそれもできなくなっていきます。飲み続けて死に至ることさえあり、自室で飲み始めた夫が翌日になっても出て来ないので奥さんが様子を見に行ったところ、すでに亡くなっていたというケースさえありました。

いちばんの問題は、ほとんどの人が、自分のしていることが連続飲酒発作だと気づいていないことです。なぜ気づかないかといえば、「旅行に行って、朝からビールを飲むのといっしょじゃないか」と思っているからです。「休日に飲み続けたって、月曜日には会社に行くんだから、何が悪いの?」というわけです。しかし、「おかしくない」と思っているのは当人だけで、周囲から見ればこれは十分におかしな行動です。

連続飲酒発作が起こると、当然ながら肝臓をはじめとする内臓に大きな負担がかかり、病気になってアルコールが飲めなくなります。その時点で内科治療をすればもちろん、積極的に治療をしなくても一定の期間アルコールを飲まなければ、身体が回復して再び飲めるようになります。当然、アルコール依存の人は飲みます。すると、たとえ「1杯だけ」と思って飲み始めても、一口飲んだとたんに止まらなくなってしまい、またしても連続飲酒発作に陥ってしまうのです。このように、連続飲酒発作と断酒期間を交互に繰り返すことを、「山型飲酒サイクル」と呼びます。

アルコール依存の末期には、連続飲酒発作と山型飲酒サイクルという究極のコントロール喪失が出現するわけですが、重要なのはそれに気づくことです。自分の飲み方がおかしいと気づき、アルコールの問題があると認めることができれば、究極のコントロール喪失に陥ってしまっても、回復することは可能です。こうなる前に、自分にはアルコールの問題があると気づく方がよいのは当然ですが、この段階に到達しても絶望的になることはありません。

アルコール依存が「否認の病」と呼ばれる理由とは?

「アルコール依存の進行度合チェック表（アルコール依存の段階別特徴）」の⑥に、「飲酒問題を指摘されたら」という項目がありました。ここで、アルコール依存前期の人は「飲酒問題そのものを否定する」と述べました。これがすなわち、中川昭一氏のところでもふれた〝否認の病〟ということなのですが、もう少し詳しく説明しましょう。

アルコール依存の人は、周囲から飲み方に問題があることを指摘されると、最初は自分にアルコールの問題があることを否定します。「俺はアル中なんかとは違う。あんなひどい状態ではない」と。このとき心の底には、「問題があることを認めると、節酒や禁酒をせざるを得なくなる」という、飲めなくなることへの恐怖感があります。アルコールにとらわれていて、アルコールのない毎日など考えられないために、飲めなくなるのがいやでいやでたまらないのです。

ところが、自分がしでかしたさまざまな事実を指摘され、それを否定しきれなくなると、今度はアルコール以外にはなにも問題がないと、アルコールから派生したほかの問題を否定します。「俺は仕事をして金を稼いで、家族も養っている。酒の飲み方がちょっと悪いだけで、ほかに問題はない」と。このとき考えるのは、「酒の量を少し減らせばだいじょうぶ」とか、「酒の種類を変えればいいだろう」「しばらく禁酒すれば問題ない」ということで、実際に短期間の禁酒をするなど、考えを行動に移すこともあります。しかし、結局はもとの飲み方に戻ってしまい、飲み続けるうちにもっとひどい飲み方へと移行していくのです。

さらにアルコール依存の人は、周囲が強制入院させたような場合でも、医師の問診に対して「酒なんか飲んでない」と答えたり、入院中に隠れ飲みをして見つかったような場合にも「飲んでいない」と事実を否定したりします。そのため、アルコール依存に詳しくない医師からは、「嘘つきだ」として見放されてしまうこともあります。

この「否認」がアルコール依存の大きな特徴の一つであり、治療を難しくしている要因でもあります。自分が病気であることを否定している限り、たとえ強制入院させられても、アルコールをやめることはできません。したがって、アルコール依存の治療の第一歩は、「自分はアルコール依存という病気である」と、認めることなのです。

アルコール依存が後期に入るとき超える一線とは?

アルコール依存のもう一つの大きな特徴は、進行する病であるという点です。稀には急激に進行するケースもありますが、通常はアルコールを飲み続けるうちに徐々に進行し、いつ依存前期から後期に踏み込んだのか、当人にもはっきりわかりません。

しかし臨床医の視点から見ると、アルコール依存前期とアルコール依存後期の間には、明らかに一線があります。この前期と後期の間の一線を超えたかどうかが実は非常に重要で、一線を超えると、小さかった脳のダメージが一気に大きくなり、かろうじてできた飲酒のコントロールができなくなり、同時にさまざまな社会的問題も顕在化してしまうのです。

前期と後期の違いは「アルコール依存の進行度合チェック表（アルコール依存の段階別特徴）」に記したとおりですが、なかでも特にはっきりとした指標になるのが㉕と㉖、離脱症状の有無です。これが現れたら依存も完全に後期に入ったと考えられるわけですが、ではいったいなぜ、離脱症状はある時点になって突然現れるのでしょうか。

離脱症状がどのような仕組みで起こるかは、まだ完全に解明されたわけではありません。むしろわからないことの方が多いのですが、私が注目している仮説に、「キンドリング」という脳内現象が関わっているのではないか、というものがあります。キンドリングとは、もともとてんかん発作を説明するために考えられた、動物実験モデルです。ネズミの脳に電極をさして微弱な電流を断続的に送ると、ある時点まではなにも起こらなかったのが、あるとき突然、大きなてんかん発作が起こります。前と同じ微弱な電流を送っただけなのに、その刺激に反応してしまうのです。

それと同様に、脳にアルコールという化学的な刺激を繰り返し与えると、あるとき突然、それまでと同じ量のアルコール刺激を与えただけなのに、離脱症状が起こるのではないかというのです。これを形に表したのが次の図「飲酒と断酒の周期的反復と離脱症状」です。図の縦軸は離脱症状の重さを、横軸は時間の流れを表していて、グレーの部分が酩酊しているとき、白い部分がしらふのときです。左から右へと見ていきます。

いちばん左は酩酊している状態です。このときはアルコールが入っているからよいのですが、アルコールが切れてしらふになると、離脱症状が現れます。それが右側の白い部分に描かれた矢印です。ただし初めのうちは、離脱症状は顕在化しません。

飲酒と断酒の周期的反復と離脱症状

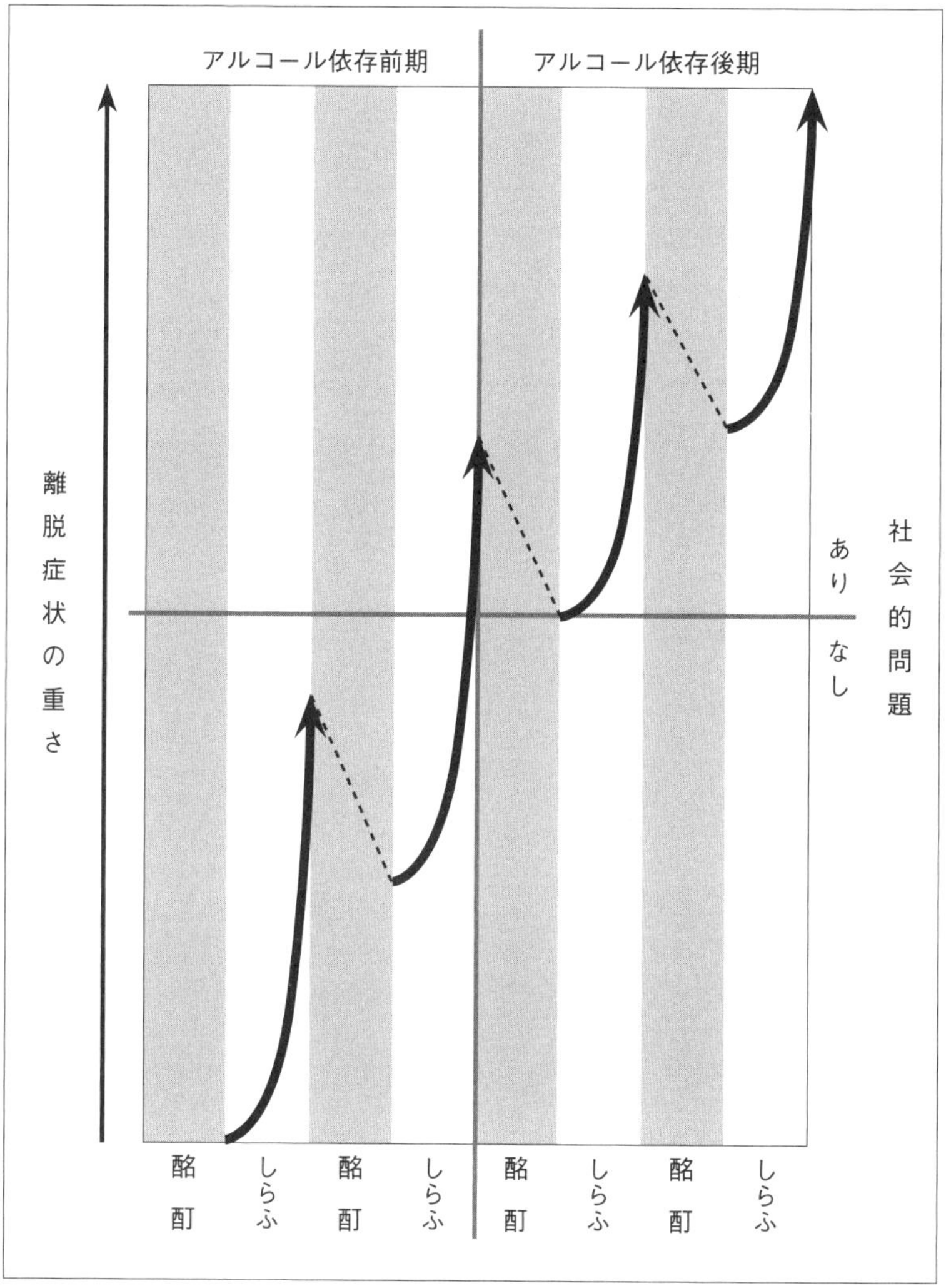

㉕で述べたとおり、アルコールは脳の働きを抑制する薬物です。そのためアルコールを飲み続けると、脳は本来の機能を保とうとして、自前の抑制系のシステムを働かなくしてしまいます。するとアルコールが切れたとき、働くはずの抑制系システムが働かず、脳が興奮した状態になって不眠などの離脱症状が現れます。しかし、初めのうちはその興奮が軽いレベルなので、症状としては現れないのです。

そして再びアルコールを飲むと、脳の興奮は治まります。ただし、脳の状態はもとの地点にまでは戻りません。それが破線で描かれた動きです。飲んだりしらふに戻ったりするたびに、脳の状態は図のように行ったり来たりを繰り返し、徐々に興奮のスタート地点、言い換えればポテンシャルが上がっていきます。そしてついに一線を超え、離脱症状が顕在化するのです。それが依存前期と後期の分かれ目であり、社会的な問題が発生するかどうかの分かれ目でもあります。

つまり、離脱症状が現れないアルコール依存前期にも、脳のなかではアルコールの影響による機能的変化が進行しているのです。注意深く観察すると、不眠や手の震えといった明らかな離脱症状が出る前に、なんとなくムカムカするとか、イライラするといった不快感や、微熱などの軽い身体症状が現れるのがわかります。アルコール依存の治療においては、この離脱症状の予兆を見逃さないことが重要で、予兆の段階で飲酒をやめることができれば、その後の苦しみを味わわずに済むのです。

節酒や短期間の断酒では、依存症の進行を防げない

ところで、アルコール依存がまだ前期なら、飲む量や頻度を減らしたり短期間の断酒をしたりすれば、治らないまでも、進行を食い止めることができるのではないでしょうか?

実は、私自身も最近までそう考えていたのですが、そうではないらしいのです。キンドリングについて述べた論文に、次のようなネズミを使った実験が出ています。

まず、ネズミを2つのグループに分け、第1のグループには継続的に48時間アルコールを吸入させました。それに対して第2のグループは、16時間吸入させて8時間休みというサイクルを3回繰り返し、トータルで48時間アルコールを吸入させました。

第2グループの中休みのあるネズミの方がダメージが少ない、と考えるのが普通ではないでしょうか。これを人間にあてはめれば、飲む頻度を減らしたり、短期間の断酒を繰り返したりすることに相当します。ところが結果は逆で、断続的にアルコールを吸入させた

方が、より強い離脱症状が現れたのです。つまり、アルコールという化学的な刺激の、スイッチのオン・オフの回数が多い方が、より重症になったということです。

なぜそうなるのか、はっきりしたことはわかりません。おそらくは、アルコール刺激のオンとオフを繰り返すうちに、脳がアルコール刺激に反応しやすい状態になるのではないでしょうか。アルコールが入ってきたら即座に反応できるように、アルコール刺激に反応する回路ができる、といってもよいかもしれません。先の図版で、離脱症状を経験した脳は元の地点に戻らず、徐々に興奮のスタート地点が上がると述べたのは、まさにこのことなのです。

この実験結果が物語っているのは、節酒や一時的な断酒は依存症をよけい重症化させるだけであり、解決にはならないということです。重度のアルコール依存症に陥らないためには、イライラや不快感、微熱など離脱症状の予兆が現れたら、その時点ですっぱりと飲酒をやめ、以後はいっさいアルコールを口にしてはならない、ということなのです。

アルコール依存の末期にはなにが起こるのか

アルコール依存から立ち直った人たちがよく言うのは、「スリップすると、いちばんひどかったときよりも、もっと悪くなる」ということです。「スリップ」とは「再飲酒」で、アルコール依存からの脱出を図って一旦は断酒したものの、なにかのきっかけで再びアルコールを飲んでしまうことをさします。症例を一つあげましょう。

Cさんはごく普通の会社員でしたが、ある日、自分が責任者となって進めていたプロジェクトが破綻し、降格させられてしまいました。「一生懸命やったのに、なぜ俺だけが?」と、憤懣やるかたないCさんは、その怒りとむなしさを紛らわすために、朝からアルコールを飲むようになってしまったのです。それでも初めのうちは仕事もこなせたのですが、そのうちにミスが目立つようになり、遅刻や無断欠勤も増えて、とうとう産業医の指示で精神科に通うことになりました。

「自分はアル中なのか?」と愕然としたCさんは、二度と飲まないと決意し、アルコールを断ちました。ところが、社内での信頼も徐々に回復し、３年が過ぎて「もう大丈夫」と思ったある日、あまりの暑さに缶ビールを1本飲んでしまったのです。

気がつくと、家のなかはめちゃくちゃに壊れ、妻はいませんでした。酔って暴れたということはわかりましたが、頭に浮かんだのは「酒はどこだ」ということでした。それからはもう、文字通り坂道を転がり落ちるようなスピードで、依存が進行していきました。会社もクビになり、妻からも離婚され、身体もぼろぼろになって、意識不明で路上に倒れているところを保護されたのです。

病院からの紹介でクリニックにやってきたCさんに、私はアルコール依存の治療をするとともに、自助グループへの参加を促しました。自助グループについては第5章で詳しく述べますが、Cさんは自助グループに通って仲間と接することによって、それ以降断酒を続けることができています。

Cさんのように、何年もの間飲まずにいたのにスリップして、前よりもひどい状態になってしまう人は大勢います。あとで紹介するAAという自助グループのメンバーの話では、アルコール依存症の専門病院を退院した人のうち、自助グループに通うのは約半数であり、残りの半数はスリップして入退院を繰り返し、やがて亡くなってしまうそうです。自助グループに通うようになった人でも、その半数は1年以内に、さらにその半数は3年以内に通ってこなくなり、やはりスリップして亡くなってしまうため、最終的に自助グループに通い続けて生き残れる人は、なんと1割程度なのだそうです。

非常に厳しい現実があるわけですが、それにしてもなぜ、スリップすると前よりもひどい状態になるのでしょうか。何年も断酒した効果が、なぜないのでしょうか？　おそらく、この事実にもキンドリングが関わっているのではないかと考えられます。何年にもわたって断酒しても、アルコールという化学刺激に対する脳の感受性は高いまま保たれているために、ちょっとでもアルコール刺激があると、爆発的に反応が起こってしまうのでしょう。その結果、連続飲酒発作が起こり、依存から抜け出せなくなってしまうのです。

アルコール依存には、がんと同様「完治」はなく、今は症状が出ていないという「寛解」があるのみです。再発したがんが恐ろしいのと同様、1滴でもアルコールを口にしたら再発し、元の状態どころかもっとひどい状態になってしまうのです。

❷ 酒好きの人が陥る、アルコール依存の3つのタイプ

アルコール依存の根底には、意識の変化を求める気持ちがある

「アルコール依存進行度合チェック表（アルコール依存の段階別特徴）」の「⑬ 酔うまで飲める」で述べたように、アルコールを飲んで酔うということは、アルコールが脳に作用して快感のスイッチを入れ、意識の変化をもたらすということです。つまり、酔うことは快感なのです。さらに、酔うと抑制が外れて楽しくなる、能力が高まって何でもできるような万能感が得られる、悲しみや不安が鎮まって満たされた気分になる、等々の変化も起こります。ある患者さんなど、初めてアルコールを飲んだときのことを「世の中にこんないいものがあったとは！」と思った、と語ったほどです。

非常に簡略化して言えば、このような作用を一度味わった人は、快感を再び得ようとして、飲酒を繰り返すようになります。つまり、アルコールを飲むという行為の根底には、

心地よくなりたい、楽しくなりたい、万能感を得たい、悲しみを忘れたいといった、意識の変化を求める気持ちがあるのです。

しかし、飲み続ければアルコールへの耐性が高まり、同じ量では同じ作用が得られなくなってしまうのは、これまで述べてきたとおりです。ところが人は、一度味わった意識の変化を手放すことができず、同じ作用を得るために、アルコールの量をしだいに増やしていきます。これが依存の形成です。こうなると、次には脳そのものがアルコールを飲んだときの状態に合わせて変化していき、ついには離脱症状が出てしまうのです。

「喜楽型」「悲哀型」「怒り型」の特徴と対処法

アルコール依存に陥る人は意識の変化、医学用語で言えば「精神作用」を求める気持ちが強いわけですが、日々患者さんと接するうちに私は、精神作用を求める際のベースとなっている意識によって、いくつかのタイプがあることに気づきました。そこで、私なりにアルコール依存をタイプ分けしたのが、以下の「喜楽型」「悲哀型」「怒り型」です。

簡単に言えば、喜楽型は楽しい気分になるために酒を飲む人たち、悲哀型は悲しみを忘れるために酒を飲む人たち、努り型は怒りをぶちまけるために酒を飲む人たちです。

この3タイプはそれぞれ人格傾向が異なるだけでなく、飲酒のパターンやそれに伴う家族の行動、脳の性質、そして治療方法も異なっています。

自分のベースがどこにあるか——楽しくなりたくて飲むのか、悲しみを忘れたくて飲むのか、怒りをぶつけたくて飲むのか——がわかれば、どのような点に気をつければよいのか、どうなったらまずいのかが見えてきますので、日頃の飲み方を思い出して自分自身をチェックしてみてください。

では、会社員にいちばん多い喜楽型から見ていきましょう。

1　喜楽型アルコール依存

・飲酒のパターン

喜楽型は、ごく普通の酒好き、または大酒飲みが移行してなるケースが多いアルコール依存です。わいわい楽しく喜んで飲むタイプであり、飲酒に対する罪悪感はありません。

ところが、仕事量が増えた、配置換えになったなど、なんらかのストレスが加わることによって、飲酒量が増えていきます。

すると、酔って記憶をなくす「ブラックアウト」が起こったり、酔っぱらって普段ならしないようなこと――道路で寝たり、喧嘩をしたり、見知らぬ人とセックスをしたり、等々――をしてしまったり、肝臓病をはじめとする臓器障害が現れたりします。

しかし、元来飲酒は楽しいことだと思っているため、自分にアルコールの問題があることに、なかなか気づきません。肝臓が悪くなれば内科治療を受け、治るとまた飲酒するというパターンを繰り返し、気づいたときには依存も後期に入っていた、という人が多いのです。症例を一つ挙げましょう。

Dさん（43歳）は、広告代理店の営業マンです。もともと親分肌の性格で、自分でも大手企業を担当する一方、部下たちの面倒もよく見ていました。残業している部下を誘っては毎晩のように飲みに行き、家に帰るのはいつも深夜。悩んでいる部下がいれば、朝までつきあって飲むことも稀ではありません。胃と肝臓が悪いので、時おり内科に通っていましたが、「40歳にもなれば、こんなものだろう」と、あまり気にはしていませんでした。

ところが、しだいに寝付きが悪くなり、暑くもないのに脂汗が出たり、頭痛がするようになってしまったのです。かかりつけの内科医に行ったところ、「うつではないか」ということで、紹介されて私のクリニックにDさんはやってきました。しかし、明らかにうつとは違う上に、話を聞くと飲酒に問題があるようなので、M・I・N・I（精神疾患簡易構造化面接法）というスクリーニングテストをしたところ、判定はやはりアルコール依存でした。

Dさんはすでに依存の後期に一歩足を踏み込んだ状態でしたが、その結果を告げると、「え?」と腑に落ちない顔で私を見返しました。「飲み過ぎだ」とか、「肝臓に悪い」という自覚はあっても、まさか自分がアルコール依存だとは思っていないのです。このまま飲酒を続けていたとしたら、早晩もっと重い離脱症状が現れ、取り返しのつかないことになっていたかもしれません。

・脳の性質

人は体質を両親から受け継ぐように、脳の性質も両親から受け継ぎます。両親もしくはどちらかの親がアルコール依存であった場合、子どももアルコール依存になる確率が高いのは、一つにはそのためです。もう一つの大きな要素、すなわち生育環境の影響に加えて、アルコールに強い体質や、アルコールに順応しやすい、言い換えれば依存しやすい脳の性質をも受け継いでいるからなのです。

人がどのタイプの依存症になるかも、脳の性質と関連しています。人の脳のなかでの情報伝達には、さまざまな神経伝達物質が関わっていますが、どの神経伝達物質が多くてどの神経伝達物質が少ないといった性質は、やはり両親から受け継いだものであり、これが人格に大きな影響を与えるからです。ごく簡略化して言えば、遺伝的にドーパミンの分泌量が多い人は、好奇心が強く衝動的な人格になる、といったことです。

これは米国の精神科医・クロニンジャーが提唱している説であり、遺伝子の影響を人格分類に持ち込んだ画期的な説として注目を集めています。

クロニンジャーの説に照らし合わせてみると、喜楽型の人はノルエピネフリン（ノルアドレナリン）の分泌量が多いタイプだと考えられます。ノルエピネフリンの分泌量が多い人は、一つの行動パターンを維持する傾向が強く、協調性もあるため、周囲の人々と友好的な関係を保つことができるとされているからです。ちなみにノルエピネフリンは、意欲を保つために不可欠な神経伝達物質とされています。

・人格の傾向

喜楽型の人は、協調性があって周囲と友好的な関係を保つことができる、いわばごく普通の人です。そのため大量飲酒をしても、初めのうちは人格のバランスが保たれています。ところが、依存が進んでアルコールによる脳のダメージが大きくなると、人格が変わっていきます。

たとえば、抑制作用のあるギャバという脳内物質の働きが低下するために興奮しやすくなったり、感情の中枢である扁桃体がダメージを受けるために感情の起伏が激しくなったり、短期記憶を司る海馬や、高度な知能を司る前頭葉が障害されるために統一的な思考ができなくなったりするのです。そのため、アルコール依存後期には幼児的、自己中心的、反抗的、感情的、誇大妄想的といった性格的な要素が目立つようになります。

・家族の行動

喜楽型の人の場合、家族は当人に対して同情的です。度を過ごしても、「仕事が大変だから仕方がない」「いやな上司がいるのだから」などと、初めのうちは共感してくれます。そして、肝臓病などの臓器障害が出ると、「肝臓が悪いんだから、お酒は控えなさいよ」

などと、それを口実に飲酒をコントロールしようとします。

また、原家族（実家）の価値観が違うことで反発しあい、家族の崩壊が徐々に進むことがあります。具体的には、夫がアルコール依存だった場合、妻は「あなたの家はお酒に寛容だけど、うちはお酒なんか全然飲まない家だった。そういう家で育ったから、あなたはお酒にだらしないのよ」などと言うわけです。すると夫は「家のせいにするな！」と反発し、喧嘩になったり、妻が家を出て行ったりしてしまうのです。

・治療方法

喜楽型では、離脱症状の治療と、肝臓病をはじめとする臓器障害の治療をまず行います。その上で、なぜこんなにアルコールを飲むようになってしまったのか、自分自身の性格や背景にあるストレスなどを分析し、新たな自己を発見して社会に再適応することを目指します。

断酒を続けやすくするために抗酒剤を処方することはありますが、基本的に抗うつ剤などの向精神薬は必要ない場合が多いのが、喜楽型の治療の特徴です。

2　悲哀型アルコール依存

・飲酒のパターン

喜楽型に次いで多いのが、悲哀型です。会社員にももちろん多いのですが、代表的なのは会社人間だった人がリタイアしたあとや、子育てを終えたあとの主婦で、〝空の巣症候群〟と呼ばれるケースです。別の言葉で言えば〝葛藤内在型〟の飲酒であり、生きる目的や対象を喪失したり、配偶者や子どもの暴力におびえたり、借金や病気など解決しがたい問題を抱えたりしている場合に、それを忘れるために飲む人が多いのです。

このタイプは一人で泣きながら飲むような酒であり、美空ひばりの『悲しい酒』という曲の世界がその典型です。飲む量はそのときによって異なりますが、悲しさや苦しさを忘れようとするあまり、浴びるように飲んでしまう人もいて、急性アルコール中毒を起こすケースもあります。また、頭痛薬や睡眠薬などを併用する人が多いのも、悲哀型の特徴です。ここでも症例を一つ挙げましょう。

Eさん（62歳）は、両親はすでになく、子どももいません。夫と二人で仲睦まじく暮らしていたのですが、ある日突然、交通事故で夫を亡くしてしまいました。心の支えを失ったEさんは、どうしても夫の死を受け入れることができず、睡眠薬を飲んでもよく眠れませんでした。ところが、人に勧められて日本酒を飲んだところ、意識がスッと遠のいて朝まで眠ることができたのです。

以来、悲しみがこみ上げるたびに、昼となく夜となく日本酒を飲むようになったEさんが、アルコール依存症になるのに時間はかかりませんでした。数か月後、自宅で昏倒しているEさんを巡回して来た保健師が発見し、救急車で搬送。Eさんは、アルコール性認知症を発症していました。

Eさんは今、認知症の人が共同生活を送るグループホームで生活しています。飲酒期間がたった数か月、極端な場合には2、3か月という短期間であっても、重いアルコール依存になり、アルコール性認知症をはじめとする障害を抱えてしまう人もいるのです。

・脳の性質

喜楽型と同様にクロニンジャーの説に照らし合わせてみると、悲哀型の人はセロトニンの分泌量が少ないタイプだと考えられます。日本人は一般的に、欧米人に比べるとセロトニンの分泌量が少ないのですが、セロトニンの分泌量が少ない人は心配性で悲観的、内気で疲れやすく、うつになりやすいとされています。ちなみにセロトニンは、落ち着きや安定感をもたらす神経伝達物質と言われています。

・人格の傾向

このタイプの人はもともと悲観的なうえに、内向的で友人知人などの人的ネットワークも少ないため、問題を一人で抱え込んでは悪い方へ悪い方へと考えてしまいがちです。そこへアルコールによる性格変化が加わると、うつが亢進してしまったり、衝動性が高まったりするため、自傷行為や自殺に注意する必要があります。

もともとパニック障害があったり、うつがあったりした人がアルコール依存になった場合も、このタイプに含まれます。

・家族の行動

悲哀型の人は、自分が抱えている葛藤をなかなか外に表しません。そのため家族も当人の状態に気づかない場合が多く、気づいたときには依存がかなり進んでいることが多いのです。ただし気づいた場合には、家族は治療に協力的です。

・治療方法

葛藤の原因となっている問題を解決することが、治療の第一歩です。問題が解決できなければ、一旦断酒に成功しても、スリップしてしまう可能性が高くなります。さらに、うつや不安、不眠などの症状がある場合には、抗うつ剤や抗不安薬などを使って治療を進めます。

3　怒り型アルコール依存

・飲酒のパターン

怒り型は会社員としては少数派ですが、アルコール依存の人全体のなかでは少数派というわけではありません。周囲の人々を巻き込んで不満や怒りをぶちまけながらアルコールを飲み、飲むと怒りが増幅して、暴力を振るったり自傷行為に及んだりすることがあります。酒を楽しむという飲み方ではないため、一気にワーッと飲んでしまうことが多く、急性アルコール中毒を起こすこともあります。症例を挙げましょう。

Fさん（47歳）は、食品会社の営業マンで、会社では仕事のよくできる人として周囲からの信頼も厚いのですが、実はごく親しい人しか知らない二面性を持っていました。アルコールを飲むと豹変して、暴力を振るうのです。ただし、暴力といっても人を殴ったりするわけではなく、ゴミ箱を蹴飛ばしてボコボコにしたり、壁を殴って穴をあけたり、頭を家具に打ちつけて額から血を流したりと、物や自分に向けた暴力です。

地方の営業所にいたときは、それでもまだ大量飲酒して暴力を振るうのは月に1、2回だったのですが、本社勤務になってから事情が変わりました。地方とは比べ物にならないほど担当の数が多い上にノルマもきつく、競争が激しいため仲間にも心を許せないのです。ストレスが重なったせいでしょう、酒量があっという間に増え、毎晩のように家で暴れるようになってしまいました。

奥さんに連れられてクリニックに来たときFさんは、壁を殴ったせいでしょうか、両手の拳が紫色に腫れあがっていました。血圧が高く、発汗異常と不眠もあって、明らかに離脱症状が出ています。アルコール依存であることは間違いないのですが、暴力の振るい方があまりにもおかしいので、私はFさんに心理テストを受けてもらうことにしました。その結果、Fさんには母親への満たされない愛情欲求があり、それが主な原因で暴力を振るったり自傷行為をしたりすることがわかったのです。

Ｆさんは幼い頃お母さんが再婚し、じきに弟と妹が生まれたため、お母さんに甘えることができませんでした。その欲求不満が心の底に今もあり、怒りとして噴出していたのです。だれにもぶつけられない怒りを、無意識のうちにアルコールによって発散しようとしていたのでしょう。

・脳の性質

クロニンジャーの説に照らし合わせてみると、怒り型の人はドーパミンの分泌量が多いタイプだと考えられます。ドーパミンの分泌量が多い人は、新たな刺激を求める傾向が強く、衝動的で、ちょっとした刺激に反応してすぐに行動を起こし、いやなことからもすぐに逃げ出すとされています。ちなみにドーパミンは、先にも述べたように、快感のスイッチを入れる神経伝達物質と言われています。

・人格の傾向

Ｆさんは会社員ですが、怒り型の人のなかには、10代、20代の若い頃からドラッグや暴力なども含めたさまざまな問題を抱えていて、定職につけなかった人もいます。怒りっぽく衝動的なために人から敬遠されがちですが、実はつらい過去がそうさせているケースも稀ではありません。Fさんのように幼い頃親から愛情を注いでもらえなかったとか、いじめにあったとか、なんらかのトラウマのようなものがあり、それが引き金となって怒り型のアルコール依存になる人は決して珍しくないのです。ただ、その後の人生がハードであったために、本人も周囲もその事実を忘れてしまっているのです。

3つの型のなかでは若いうちにアルコール依存になる人がもっとも多く、若くしてアルコール依存になった人は、年齢とともに人格も変わっていきます。なかには暴力的傾向が亢進して犯罪を犯してしまう人もいますが、年齢とともに落ち着くケースが多いため、長いスパンで人格を捉える必要があります。

また、怒り型のなかには、双極性障害の人も含まれます。双極性障害とは躁うつ病のことですが、躁状態のときに攻撃的になるケースがあるのです。

・家族の行動

怒り型では、生育歴に問題を抱えている人が相当数いますが、そのような人の場合には家族自体が病んでいることがあります。家族のなかに依存症の人がいて、家族としての体を成さない「機能不全家族」であったりするケースです。そのため、治療の際に家族の協力を得るというよりは、家族もいっしょに治療する必要のある場合が多くなります。

・治療方法

暴力や自傷行為を繰り返す場合には、鎮静剤などで興奮を鎮めますが、このタイプの治療で重要なことは、人格傾向を把握して長い目で見守ることです。というのも、若い頃には酒を飲んで喧嘩ばかりして、何遍も警察につかまったような人でも、年とともに丸くなって〝気のいい人〟になることが少なくないからです。とかくその場限りで判断して、厄介者というレッテルを貼ってしまいがちですが、医師はもちろん周囲の人々も長い目で見る必要があります。

私の患者さんのなかにも、若い頃は酔って暴れてどうしようもなかったのに、40歳をすぎてからは自発的に困っている人のめんどうをみたり、母の日にプレゼントを贈ったりと、以前には考えられなかった優しさを発揮するようになった人がいます。

どんな人でもそうですが、人はいくつもの要素を合わせ持っています。依存症のタイプも、怒り型なら怒り型という一面だけの人はいません。その型の要素が大きいものの、ほかの型の要素も少しずつ合わせ持っているのだと考えてください。

第3章

アルコール依存と薬の危険な関係

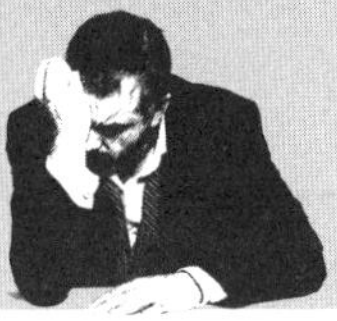

1 アルコールと薬の相乗作用が死を招くことも

ありふれた薬が〝凶器〟に変わることもある！

第1章で、風邪薬や睡眠薬を決められた量以上に飲んだり、アルコールといっしょに飲んだりすると、もうろう状態になる可能性があると述べました。さらに、大量のアルコールと風邪薬を併用すると、肝障害を起こして死亡する危険性さえある、と。第3章ではアルコールと薬との関係をみていきますが、実際に大量のアルコールと風邪薬を長期にわたって飲ませ、人を殺すという事件があったのを、みなさんは覚えているでしょうか？

１９９９年5月に起きた〝埼玉保険金殺人事件〟がそれで、08年7月に主犯格のY被告に死刑が確定しました。この事件ではまず、Y死刑囚が自分の愛人を被害者のMさんと偽装結婚させ、多額の保険金をかけました。そのうえで1年近くにわたって、連日高濃度のアルコールを飲ませ、さらに健康食品だと偽って市販の風邪薬などを大量に服用させ、その副作用によって死亡させたのです。

当初、警察は凶器となった薬物が特定できず、Ｙ死刑囚に手が出せない状態でした。そのためＹ死刑囚は、疑惑が報じられてから逮捕されるまでの8か月間に、２００回以上に及ぶ有料記者会見を自分の経営するスナックなどで開き、マスコミの注目を集めました。最終的に逮捕の決め手となったのは、被害者の髪の毛から大量のアセトアミノフェンが検出されたことと、アルコールにアセトアミノフェンが加わると、肝障害を起こして死亡する危険性があるという事実が判明したことでした。

そもそもアセトアミノフェンは優れた解熱鎮痛作用を持つ成分で、風邪薬や鎮痛剤を中心に市販薬・処方薬を合わせて１００種類以上の薬に含まれています。用法や用量を守っている分には安全な薬なのですが、大量に服用したり、アルコールといっしょに飲んだりすると重篤な副作用が出ることがあり、それをＹ死刑囚は悪用したのです。

なぜアルコールといっしょに飲むと重篤な副作用が出るかというと、アセトアミノフェンが体内で代謝されてできる物質に肝臓への毒性があるため、相乗作用で肝機能が著しく低下してしまうのです。もちろん、大量に飲めばアセトアミノフェン単体でも肝機能障害が起き、量によっては死に至ることもあります。しかし、アルコールといっしょに飲む、もしくはアルコールを常用して肝機能が弱っている人の場合は、比較的少ない量でも肝機能障害が起きてしまうわけです。

このことからすれば、中川昭一氏のように大量のアルコールと風邪薬をいっしょに飲むのは、非常に危険な行為だと言わざるを得ません。〝もうろう会見〟が原因で大臣を辞任したあと、「お酒を飲んだときでも風邪薬や痛み止めなどを適当に飲んでしまっていたので、それは止めましょう」と、夫婦で話し合ったと郁子夫人は語っているようですが、ぜひそれを守っていただきたいと思います。

だれもがやっていて、だれもが知らない〝適当に〟飲む危険性

中川昭一氏が風邪薬や鎮痛剤をアルコールといっしょに飲むことはもうないと思いますが、それではほかの人たちは、アルコールと薬をいっしょに飲んだりしないのでしょうか？　おそらく、あなたが酒好きな人だったとしたら、一度や二度はいっしょに飲んだ経験があるのではないでしょうか。

厚生労働省の「国民健康・栄養調査」（平成17年）によれば、薬を飲んでいる人のうち、

「少しなら飲酒してもよい」と考えている人は23・9パーセントでした。４人に１人は、少しならかまわないと思っているのです。また、「普通に飲酒してかまわない」と考えている人は１・７パーセント、「わからない」と答えた人は11・１パーセントいました。この結果からすれば、合わせて４割近い人が、薬とアルコールを併用することの危険性を認識していないのです。

アルコールといっしょに飲むと相乗作用があるのは、風邪薬や鎮痛剤だけではありません。睡眠薬もそうで、ベンゾジアゼピン系の睡眠薬は、アルコールといっしょに飲むと睡眠薬としての効果が下がるだけでなく、なかには記憶障害を起こすケースもあります。具体的には、アルコールと睡眠薬を飲んで寝たあと、しばらくたってから起き出してきて、お茶を飲みながら家族と話したのに、翌朝それをまったく覚えていない、といったことが起こっています。

アルコール依存の人のなかには、よく眠れないからといって睡眠薬を飲む人がいますが、それは逆効果であるばかりか、非常に危険なことなのです。

❷ 依存を招く〝薬物〟とは

アルコール依存の人は、ほかの薬の依存にもなりやすい

決められた用法と用量であれば安全な薬も、アルコールといっしょに飲むと重い副作用の出る場合があるわけですが、アルコール依存の人にとっての〝落とし穴〟は、それだけではありません。第1章でもちょっとふれたように、アルコール依存の人は、睡眠薬や風邪薬などにも依存しやすい傾向があるのです。

断酒後にアルコール以外の薬物の依存になった人が何パーセントいるというデータがあるわけではありませんが、断酒後に薬物依存になる人が多いのは医療の現場ではよく知られた事実です。アルコール依存から回復した人たち自身も「何年断酒を続けても、依存的傾向は残っている」と異口同音に言いますし、医師のなかにも、別の薬物への依存に陥ることを恐れて、抗うつ剤や睡眠薬の投与を嫌う人たちがいます。

それにしてもなぜ、アルコール依存の人はほかの薬物の依存にもなりやすいのでしょうか？　考えられることは主に二つあります。

まず一つ目は、風邪薬や鎮痛剤、睡眠薬などには、アルコールと同様の鎮静作用があるため、アルコールの代わりにこれらの薬を飲んでしまうということ。アルコール依存の人は、すでに身体がアルコール、すなわち鎮静作用のある化学物質に順応しているので、風邪薬や鎮痛剤にもすぐ順応して、薬を飲むと緊張感がとれて楽になったり、疲労感が回復したりするようになります。そのため、医師に指示された用量を守ることができず、大量に服用して依存に陥ってしまうことがあるのです。

二つ目は、依存しやすい性格傾向です。第2章の「喜楽型アルコール依存」の項で、アルコールのせいで幼児的、自己中心的、反抗的、感情的、誇大妄想的などの要素が肥大化し、性格が変わると述べました。これがまさに、薬物に依存しやすいとされている性格傾向なのです。

性格に関しては、アルコール依存になる前にすでに依存しやすい傾向がある、つまりアルコール依存になるかどうかは病前性格が関係しているという説もありますが、そうでないという説もあり、はっきりしません。依存しやすい性格がアルコール依存になる前からなのか、後からなのかはともかく、この性格傾向は断酒してもすぐに変わるわけではありません。つまり、幼児的で自己中心的といった、なにかに依存しやすい性格傾向は保たれてしまいます。そのため、アルコールを断つと、それ以外のものに依存してしまうことが往々にしてあると考えられるのです。

依存症を引き起こす〝薬物〟は、だれでも手に入れられる

一般的には、「容易に抜け出せない恐ろしい依存症」というと、覚醒剤やヘロインなどの違法薬物を思い浮かべる人が多いと思いますが、アルコールや風邪薬なども、使い方によっては依存性のあるやっかいな薬物なのです。しかも、だれでも簡単に手に入れることができるという意味では、違法薬物より恐ろしいのかもしれません。

実は、依存はもっと身近なものでも起こります。カフェインがその一つです。コーヒーや紅茶、あるいは眠気覚ましの錠剤などに含まれるカフェインには依存性があり、ひどくなると強い不安感や不眠、動悸などが起こります。たとえコーヒーでも、一気に大量に飲めば急性中毒を、長期間にわたって過度に飲めば依存症を発症してしまうのです。医学的

には、覚醒剤もアルコールも風邪薬もカフェインも、「物質依存」という同じ大きなくくりに入るのです。

薬は必ず用量・用法を守る、嗜好品はほどほどにというのが、依存に陥らないための基本中の基本です。

第4章

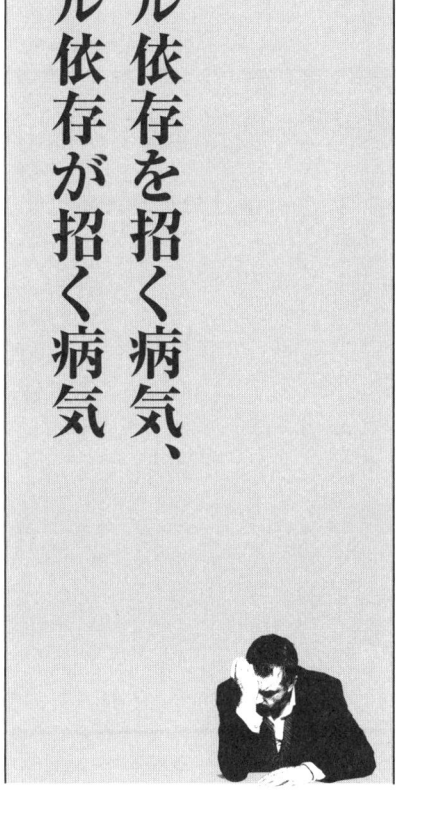

アルコール依存を招く病気、アルコール依存が招く病気

1 うつやパニック障害がアルコール依存を招くこともある

不安を緩和するために酒を飲んだのがきっかけで、アルコール依存に

みなさんもよくご存知のように、アルコールは肝臓にダメージを与えます。しかし、アルコールがそのほかにもさまざまな、脳も含めて全身といってよいほど多くの身体器官にダメージを与えることは、意外に知られていないのではないでしょうか。

その原因の一つには、アルコール依存のせいで死亡した場合、死因の病名がアルコール依存症とはならないことが挙げられるかもしれません。死因は、たとえば、肝硬変とか食道静脈瘤破裂というような病名になります。つまりアルコール依存とは、がんや脳梗塞などのように特定の患部があって、その患部が原因で死亡する病気ではなく、アルコールの過剰摂取によって、脳から足の先まで体全体がアルコールの毒に冒され、全身が衰弱していく病気なのです。

そこで、第4章ではアルコールと病気の関係を見ていくことにします。ただしアルコール依存には、アルコールによって病気が起こる場合と、病気によってアルコール依存が起こる場合とがありますので、病気がアルコール依存を引き起こすケースを先に見ておきましょう。

病気がアルコール依存を引き起こすといっても、もちろんある病気になると自動的にアルコール依存になる、というわけではありません。病気の症状を緩和しようとして、あるいは忘れようとしてアルコールを飲んだことによって、依存に陥ってしまうのです。症例を一つ挙げましょう。

Gさん（37歳）は、出張のために新幹線で移動している最中に、突然強い不安感に襲われました。頭が真っ白になり、冷や汗が出て、居ても立ってもいられません。それでも初めのうちは、3人がけの窓側だったこともあって我慢していたのですが、こらえきれなくなって隣の人の前を強引に横切り、通路からデッキに出ました。デッキに出ると少し落ち着きましたが、席に戻るとまた不安に襲われそうな気がして、結局目的地までデッキで過ごしました。帰りは通路側の席に座ったためか大丈夫だったのですが、それ以来、朝の通勤電車に乗ると同じような不安に襲われるようになってしまったのです。

困ったGさんは、途中下車しても会社に間に合うように早く家を出たりしていましたが、あるとき二日酔いで通勤電車に乗ったところ、不安が起こりませんでした。翌朝、ためしにビールを飲んでから乗ると、やはり不安は起こりません。以来、酔った勢いを借りて通勤するようになったのですが、しだいにビールでは酔わなくなり、強い酒に替え、量が増え、とうとう勤務中にも飲まずにはいられなくなってしまいました。

クリニックに来たときGさんは、よく眠れないということで、憔悴しきったようすでした。「とにかく、お酒をやめましょう」と言うと、もともと好きで飲んでいたわけではないこともあって、Gさんはすっぱりとアルコールを断ちました。抗不安薬もよく効いて、Gさんはアルコール依存もパニック障害も克服して、今は元気に会社に通っています。

パニック障害とは、突然強い不安を感じてパニックに陥り、不安が解消したあとも再び同じ不安に陥ることへの恐怖から、乗り物に乗れない、人ごみに行けないなどの症状がしだいに慢性化していく病気です。ひどくなると社会生活に支障を来すため、早めに治療しないといけませんが、病気だと気づかなかったり、精神科に行くことを躊躇したりして、悪化させたりアルコール依存になったりしてしまう人が多いのです。私の患者さんでも、Gさんのようにパニックを抑えようとしてアルコール依存になった人は、けっして珍しくはありません。

アルコールを薬物代わりに飲んでいるうつの人が多い!?

病気の症状を抑えようとしてアルコール依存に陥ってしまうのは、パニック障害の人ばかりではありません。うつの人にも同様のケースがしばしば見られます。症例を挙げましょう。

Hさん（51歳）は、流通系の企業に勤める会社員です。能力が認められて役員に抜擢されたのですが、それ以来よく眠れなくなってしまいました。というのも過去に一度、赤字を出さないように帳簿を操作したことがあり、「それがバレたら、今の地位を失ってしまうのではないか」と、布団に入ると毎晩不安がこみ上げてくるのです。

不眠が続き、食欲も落ちてガクンとやせてしまったHさんは、なんとか眠らなくてはと思い、寝る前に日本酒を飲むようになりました。そのあとは、お決まりのコースです。初めのうちは1合で眠れたのが、しだいに耐性ができて眠れなくなり、酒量は増える一方。クリニックに来たときには、うつとアルコール依存の合併で、満足な眠りがほとんど得られない状態でした。

うつの人は、眠ろうとしてアルコールの力を借りたり、気分が重くて出勤できないときにアルコールの力を借りたりすることがよくあります。Hさんのように自分がうつだと気づいていない人だけでなく、うつという診断を受けて抗うつ剤などを服用している人でも、アルコールの力を借りることがあるのです。なぜかというと、たとえば朝、気分が重くて出勤できそうもないときなど、薬を飲んでも効くまでには1～2時間かかります。薬が効くのを待っていたのでは、遅刻してしまうのです。ところがアルコールなら、飲んですぐに効果が現れます。アルコールは、即効性のある〝薬〟なのです。

このような人たちは薬代わりにアルコールを飲んでいるので、酒量が相当増えても「もしかしたら、私はアルコール依存かもしれない」とは思いません。その意味では、好きで飲んでいる人よりも問題に気づくのが遅く、依存が進行してしまう危険性が高いとも言えるのです。

アルコールを飲んでいると、いつまでたってもうつが治らない

うつとアルコール依存の関係では、うつが先行してアルコール依存になる場合と、アルコール依存が先行してうつになる場合とがあります。アルコール依存が先行するケースの方が多いと言われていますが、いずれにせよ、放っておけば不眠や抑うつ、不安などの症状を和らげようとして飲酒量が増え、その結果うつが重くなり、さらに飲酒量が増えるという悪循環が起こります。アルコールはうつを悪化させるのですが、ではいったいなぜ、アルコールを飲むとうつが悪化するのでしょうか？

うつは多くの場合ストレスが引き金になって発症しますが、ストレスを感じると、私たちの体内ではコルチゾールというホルモンが大量に分泌されます。このコルチゾールは、短期記憶を司る脳の「海馬」という器官に作用して、神経細胞を傷つけたり壊死させたりします。さらにコルチゾールは、海馬の神経細胞の新生を促すＢＤＮＦ（脳由来神経栄養因子）というタンパク質の生成を妨げます。つまり、ストレスを感じるとコルチゾールが大量に分泌され、海馬の神経細胞を壊死させるうえに新生させなくするため、海馬が徐々

に萎縮し、機能が低下していきます。この海馬の機能低下が、うつの発症と密接に関連しているらしいのです。

アルコールを飲んだときはどうでしょうか？　実は、アルコールを飲んだときにもコルチゾールが大量に分泌されます。そのため、神経細胞が壊死したりＢＤＮＦの生成が妨げられたりして、海馬が萎縮して機能が低下していくのです。したがって、うつの人がアルコールを飲むと、海馬の萎縮に拍車がかかってしまい、うつが悪化します。

うつが治るときはどうかというと、逆の反応が起こります。抗うつ剤を飲むと、ＢＤＮＦの分泌が盛んになって神経細胞が修復・新生し、海馬の機能が戻ってうつが軽減されるのです。要するに、アルコールと抗うつ剤とはそれによって脳内に起こる反応が正反対であり、アルコールを飲むと抗うつ剤の効果が相殺されてしまいます。アルコールを飲んでいる限り、いくら抗うつ剤を飲んでもうつは治らないといっても過言ではないのです。

うつとアルコール依存とは、このように表裏一体の関係にあるわけですが、両者には異なる点もあります。アルコール依存には親から子へ、子から孫へという家族内伝播が見られるのに対して、うつには家族内伝播が少ないのです。つまり、アルコール依存には遺伝的な要因や家族内の環境要因が絡んでいると考えられるのに対し、うつにはそれらの要因があまり強くないと考えられます。その意味では、アルコール依存とうつは起こる仕組みが違うのです。

うつとアルコール依存は合併し、自殺のリスクを高める

うつとアルコール依存がどの程度合併するかというと、うつが先行する場合には、２〜20パーセントの人がアルコール依存を合併するという報告があります。うつの人が１００人いたら、２人から20人がアルコール依存になるということですが、アルコール依存が先行する場合には、うつの合併率はこれよりも多くなります。

アルコール依存症の治療プログラムを受けている男性患者９２８人について調べた米国の研究では、なんらかの合併症のある人は62パーセントでした。アルコール依存のみという人の方が少ないわけですが、合併症のある人のうち、うつがある人は36パーセントで第１位、全体の22パーセントに相当します。以下、２位が反社会性人格障害で、合併症のある人のうち24パーセント、３位と４位が薬物乱用と躁病でともに17パーセントという結果が出ています。また、やはり米国で行われた一般住民を対象とした調査では、アルコール

依存の人はそうでない人に比べて、うつになる危険性が3・9倍という結果が出ました。

日本では、アルコール依存の専門病院である久里浜アルコール症センターが、2005年に全国の精神科を対象に行った調査（JCSA：The Japan Collaborative Clinical Study on Alcohol Dependence）で、以下の表のような結果が出ています。疾患名は、アルコール依存と合併している疾患です。

生涯にわたる重いうつ状態を合併している人が、男性で17パーセント、女性で28パーセントいるだけでなく、うつと関係の深い強い不安や緊張、あるいは希死念慮（死にたい気持ち）のある人も、高い割合でいることがわかります。

疾患名	男性	女性
情動不安定性人格障害	23.0%	11.0%
他の薬物乱用・依存	8.8%	19.3%
重いうつ状態（生涯）	17.0%	28.0%
強い不安・緊張（生涯）	18.8%	33.9%
希死念虜（生涯）	15.3%	23.7%
自殺企図（過去 30 日）	2.2%	7.6%

JCSA 調査結果より

うつの人の自殺のリスク（危険性）が高いことはよく知られていますが、実はアルコール依存の人の自殺リスクも高く、アルコール依存でない人と比べた場合、自殺リスクは6倍という報告もあるのです。うつ単独と、うつとアルコール依存の合併との比較では、合併したケースの方が、希死念慮のある人が59パーセント多く、自己評価の低い人が22パーセント多いという報告もあります。「自分には生きている価値がない」「生きていてもしかたがない」といった思いを抱いている人が多いのです。

アルコール依存の人には、アルコールがうつを発症・悪化させるだけでなく、アルコール依存から派生した身体疾患や生活苦、家族の崩壊など、さまざまなストレスが加わります。そのため、うつだけの人よりも死にたい気持ちが強くなってしまうのかもしれません。

では、飲酒量と自殺との関係はどうでしょうか？　研究の数自体がまだ少ないのですが、厚生労働省の研究班が行った調査では、日本酒換算で毎日3合以上飲む人の自殺リスクは、時々飲む人の2・3倍という結果が出ています。

この調査は、1990年と93年に岩手県二戸から沖縄県宮古までの9保健所管内に住んでいた、40歳～69歳の男性4万3383人を7～10年追跡したもので、追跡期間中に168人の自殺が確認されています。まず、「飲まない」「時々（月に1～3回）」「定期的に(週に1回以上)」の3つのグループに分け、定期的に飲む人はさらに日本酒換算で1日「1合未満」「1~2合」「2~3合」「3合以上」に分けました。

グラフのように、定期的に飲む人では飲酒量が多いほど自殺リスクが高く、アルコールの影響が顕著に現れた結果となりました。しかし、なぜか飲まない人の自殺リスクが時々飲む人よりも高く、1日3合以上の大量飲酒者と同じでした。不思議な結果ですが、飲まない人のなかには「飲んでいたけれどやめた」人が含まれていることや、自殺に結びつくような病気のある人たちが含まれている可能性があるためではないかと考えられています。特に「飲んでいたけれどやめた」人の自

飲酒による自殺のリスク

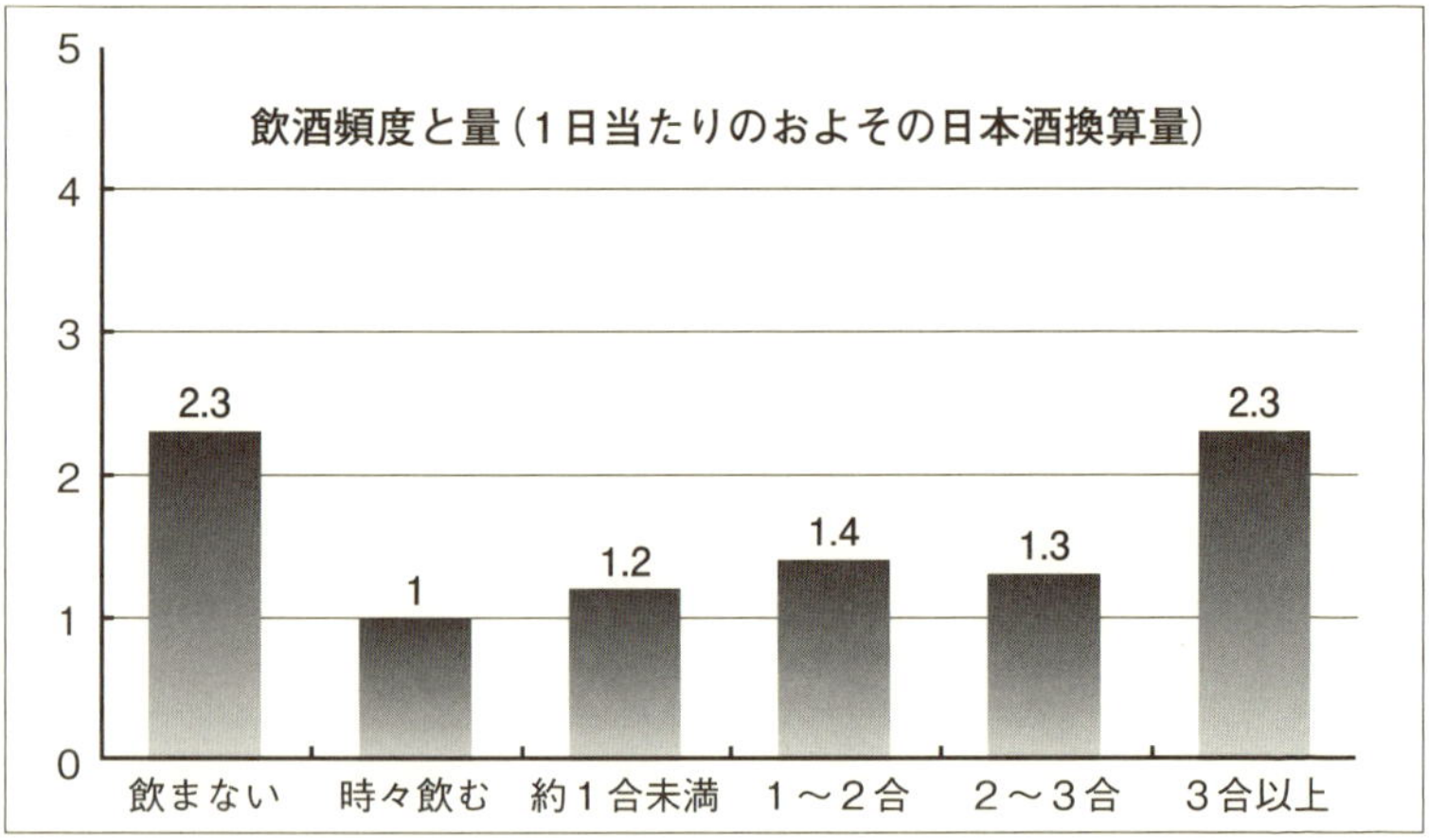

殺リスクは、時々飲む人の６・７倍という非常に高い数値となっていることから、重い病気のためにやめた人や、うつの人、断酒中にスリップした人などが含まれているのかもしれません。

もう一つの、宮城県の大崎保健所管内に住む40歳から79歳の国民健康保険加入者のうち、男性２万２８０４人を対象に飲酒量と自殺の関係を調べた調査では、やや結果が異なっています。１９９４年から２００１年まで、７年間の追跡調査期間中に自殺した人は73人でしたが、自殺リスクは「現在非飲酒者」がもっとも低く、飲酒量が多いほど高くなっていたのです。つまり、アルコールが自殺に与える影響が、量に比例して高くなっていたわけです。

内訳は、現在非飲酒者（過去に飲酒していた人も含む）を１とした場合、日本酒換算で１日あたり１合未満の人が１・７倍、１～２合の人が１・９倍、２合以上の人が３・３倍です。

これまでに行われた研究のなかには、飲酒量と自殺リスクとに関連のみられないものもあり、現状ではまだ判断できません。今後の研究が待たれるところです。ちなみに、「自殺リスク」は統計学で「相対危険度」と呼ばれるもので、ある危険因子を持っている人が、それを持っていない人に比べて、ある結果を来す確率が何倍になるかを示した数値です。

2 アルコール依存が原因で起こる病気とは

アルコールによって起こる脳と神経の病気

前項でアルコール依存を招く病気について述べましたので、ここではアルコール依存によって招かれる病気を見ていくことにしましょう。アルコールは肝臓だけでなく、脳や神経を含めた全身のあらゆる器官に影響を及ぼすため、非常に多くの病気を合併症として発症します。しかし、先に述べたように、この事実はあまり知られていません。

厚生労働省が行った「アルコールが健康に与える影響の知識」の調査によれば、「飲酒と関係が強い」と答えた人が、肝臓障害では83・5パーセントいました。ところが、高血圧になるとぐっと下がって49・8パーセントと5割を切り、膵炎では28・9パーセントと3割を切り、うつに至っては、なんと13・0パーセントしかいませんでした（厚生労働省「国民健康・栄養調査」平成17年）。

これを裏返せば、「アルコールを飲んでも、肝臓が大丈夫なら、あとは何も問題ない」と思っている人が多いということであり、医師の立場からすれば憂慮すべき事態です。肝臓が大丈夫でも、ほかの臓器や脳の機能に異常が出ていることもあるのです。以下、代表的な合併症について簡単に説明しますので、思い当たるものがないかどうかチェックしてみてください。まずは脳と神経の病気からです。

うつ

うつは、アルコール依存によって起こるもっとも一般的な精神障害です。うつと密接な関係がある海馬へのアルコールそのものの毒性と、アルコール依存によって生じた状況によるストレスとの双方が作用するため、重症化する傾向があります。自殺の危険度も高いため、周囲の人は注意が必要です。

脳血管障害

一般的には「脳卒中」と呼ばれるもので、脳の血管が詰まって起こる「脳梗塞」と、脳の血管が破れて起こる「脳出血」と、大きく二つに分かれます。脳梗塞の場合は詰まった先に栄養や酸素がいかなくなるために、脳出血の場合は血液によって脳が圧迫されるために、言語障害やマヒなどさまざまな障害が出ます。

アルコールが脳梗塞や脳出血を起こしやすくする仕組みは、まだよくわかっていません。ただし、アルコールを飲むと血圧が上昇することはわかっていて、日本酒換算で毎日３合以上飲む人は、10歳年上のアルコールを飲まない人とほぼ同じ程度の血圧だというデータもあります。つまり、飲酒する人は血管が10歳老けているということです。

ところで、俗に「酒は百薬の長」と言います。アルコールを飲む人は狭心症や心筋梗塞などの虚血性心疾患になりにくいということですが、それは本当でしょうか？　これは、ある意味では本当であり、ある意味では嘘です。飲酒量と虚血性心疾患との間にはU字型の相関関係があって、まったく飲まない人よりも、少し飲む人の方が虚血性心疾患による死亡率は低いのですが、飲酒量が増えれば死亡率も上がるのです。では、百薬の長と言えるのは、いったいどれくらいの量をさすのでしょうか？　日本高血圧学会が作成したガイドラインによれば、日本酒換算で男性なら１日１合、女性なら０・５合が、飲んでもよいとされる〝上限〟です。

認知症

認知症には通常、アルツハイマー病のように脳細胞そのものの変化が原因で起こるものと、脳梗塞や脳出血が原因で起こるものがありますが、アルコールによる認知症も同様です。アルコールによって脳梗塞や脳出血が起こったことで発症する脳血管型の認知症と、アルコールが脳細胞そのものにダメージを与えて起こる認知症があるのです。

先に、アルコールを大量に飲むと海馬がダメージを受け、直前にしたことが覚えられなくなって、ブラックアウトと呼ばれる記憶喪失状態が起こると述べました。このとき海馬では、アルコールのせいで神経細胞が傷ついたり死んだりしているのですが、アルコールによって死傷するのは海馬の細胞だけではありません。アルコールは、人間らしい思考や認知機能を担う脳の司令塔・前頭前野の神経細胞をも死傷させてしまうのです。

アルコールによって認知症が発症するのはそのためですが、アルコール依存が進んだ人の脳は、海馬や前頭前野だけでなく、脳全体が萎縮しています。なぜ萎縮するかというと、体内の老廃物や異物を食べる役目を持つマクロファージという細胞が、死んだ細胞を食べてしまうからです。そのせいで脳細胞の数が減り、脳が小さくなるのです。

どれくらいのアルコールで脳がダメージを受けるかは、個人差があるのではっきりとはわかりません。ただ、５年間の飲酒歴があるだけで、同年代の飲酒しない人よりも明らかに脳が萎縮しているという報告もありますし、アルコール依存の人は20代から脳が萎縮し始め、60歳以上では23パーセントの人に認知症がみられるというデータもあります。一般的な認知症の有病率は数パーセントですから、４人に１人が認知症というこの数値は、異様に高いことがわかります。

アルコール性小脳変性症

小脳変性症は、通常は遺伝などが原因で小脳が障害され、特定の部位が萎縮して運動失調が現れる病気です。障害される部位によって症状は異なりますが、アルコールが原因の場合には小脳虫部というところに萎縮がみられ、歩行時のふらつきが主な症状です。

アルコール性てんかん

アルコールは鎮静作用のある化学物質です。そのため、大量に摂り続けると脳内の鎮静作用が強くなりすぎて、興奮系の作用に支障が出てしまいます。そこで脳は、興奮系の回路の働きが強まるように自分で自分を調整します。

たとえば、うまみ成分としてよく知られたグルタミン酸は、脳のなかでは興奮系の神経伝達物質として働きます。この働きを強めるために、脳はグルタミン酸の受容体の数を増やすのです。さらに鎮静系の神経伝達物質の働きを弱めるために、受容体を減らします。たとえば、ギャバという鎮静系の神経伝達物質は、受容体が減ってしまうのです。

受容体とは、神経伝達物質を受け取るための装置で、これが多いほど脳内に放出された神経伝達物質をたくさん受け取ることができるため、その物質の作用が強くなります。

ところが、この状態でアルコールが切れるとたいへんです。鎮静作用がなくなって、脳が一気に興奮してしまうのです。脳のなかで情報は、神経細胞どうしの間は神経伝達物質による化学反応として、神経細胞のなかは電気信号として伝わっていきます。つまり、アルコールが切れると興奮系の反応が通常の何倍もの強さで起こり、神経細胞のなかの電気信号が一気に増えて、電球がショートするように神経回路がショートしてしまうのです。これがてんかん発作です。

一度てんかん発作が起こると、脳の状態はすぐにはもとのレベルに戻りません。第2章の1で説明した離脱症状が現れるとき（キンドリング）と同様、アルコールが切れるたびに表には現れない小さな発作を繰り返しながら、徐々に興奮のポテンシャルが上がってきて、ついに大発作が起こったわけです。脳の状態が元のレベルに戻るには、ポテンシャルが徐々に下がるのを待つしかなく、断酒後相当の時間が必要なのです。

ヴェルニッケ－コルサコフ症候群

ビタミンB_1の欠乏によって発症する病気で、急性症状のヴェルニッケ脳症と、慢性状態のコルサコフ症候群とを合わせたものです。新しいことが覚えられない、数時間前のことが思い出せないといった記憶障害や、今がいつでここがどこかがわからないという失見当識、物が二重に見えたりめまいがするといった眼球運動障害、歩くとふらつくなどの運動失調が起こり、幻覚や幻聴が出たり、錯乱状態や昏睡状態になることもあります。

また、「作話」が現れることもあります。これは数時間前のことが思い出せないうえに、今がいつでここがどこかわからないために、抜け落ちた記憶を適当に繕ってしまい、その場しのぎのでまかせが多くなることによって起こります。その結果、アルコール依存であることを知らない人からは、嘘つきだと思われてしまうことがあります。

なぜビタミンB_1の欠乏が起こるかというと、一つにはアルコールによって肝臓がダメージを受け、栄養分を代謝することができなくなったせいです。肝臓がボロボロで、食べ物からビタミンB_1を取り出すことができないのです。そしてもう一つは、連続飲酒発作が起こると、何も食べずにひたすらアルコールだけを飲み続けてしまうせいです。栄養失調状態になっているのです。

ペラグラ脳症

ビタミンB群の一つであるニコチン酸の欠乏によって起こります。ペラグラ脳症では、顔面や手足など日光の当たる部分に紅斑や色素沈着、皮膚の肥厚などが見られ、下痢や舌炎、貧血などが起こり、さらに「振戦せん妄」と呼ばれる一群の症状が続きます。振戦せん妄では、手足の震え、不眠、発熱、発汗、頻脈、嘔吐、眼振（眼球の左右への小刻みなゆれ）、瞳孔拡大、幻覚、幻聴、痙攣、意識消失などが起こり、早急にビタミンB群の大量投与などの手当てをしないと、最終的には死に至ります。

橋《きょう》中心髄《ずい》鞘《しょう》崩壊症

髄鞘とは脳の神経繊維の鞘、すなわちカバーのことで、大脳と脊髄を結ぶ橋の部分の髄鞘が溶けてしまうのが橋中心髄鞘崩壊症です。発音が正しくできない構音障害や、眼球を動かす筋肉がうまく動かなくなる外眼筋マヒ、四肢のマヒ、昏睡状態などが起こり、後遺症が残ったり死亡したりすることもあります。

原因はよくわかっていませんが、アルコール依存のほか、栄養障害などによっても起こります。

マルキアファーヴァ－ビニャミ病

髄鞘の崩壊が左右の大脳をつなぐ脳梁で起こった病気で、一過性の意識障害や見当識の喪失、記憶力の低下、痙攣などが起こります。また、左右の脳の連携が失われてしまうため、左手で字を書いたり、左手でつかんだものの名前を言ったりすることができなくなります。ただし、右手で字を書いたり、右手でつかんだものの名前を言ったりすることはできます。これは、左手から右脳に入った情報が、左脳にある言語中枢に伝わらないために起こります。人の脳と身体は、右脳が左半身に、左脳が右半身に対応しているため、右脳と左脳の連携が失われると、右手と左手で同じことができなくなってしまうのです。

頭部外傷

酔っぱらって転び、頭を打ったために脳挫傷による出血、急性硬膜下血腫、急性クモ膜下血腫、慢性硬膜下血腫などを起こし、それがもとで脳神経症状が出てしまう場合もあります。言葉がうまく出ない、物忘れがひどい、転びやすい、尿失禁があるなど、かなり重い症状が出ていても、本人は転んだことを覚えていなかったり、「まさか転んだぐらいで」と思っていたりするので、受診が遅れがちです。放置すれば脳血管性の認知症を発症することもありますから、早めにCTスキャンなどの検査を受ける必要があります。

アルコール性多発神経炎

ビタミンB群、特にB_1の欠乏によって発症し、しばしばヴェルニッケ脳症などに合併します。手や足の先がビリビリしびれたり、感覚がマヒしたり、時には筋力が低下したりします。また、自律神経の失調によって発汗異常や不整脈なども起こります。

胎児性アルコール症候群

母親が妊娠中にアルコールを飲んだために、胎盤を通してアルコールが胎児の脳にダメージを与え、知能障害、発育障害、小頭症などを発症した胎児性アルコール症候群の子が生まれることがあります。生まれる割合は、米国では７５０人に１人で、ダウン症や脳性麻痺よりも高いのです。

このほかにも「アルコール関連出生障害」と呼ばれる、母親の飲酒が原因で起こる障害があり、注意欠陥障害、言語障害、学習障害、多動性障害などが含まれます。米国では１００人に１人の割合で発生するとされていますが、日本ではまだこれらの障害と母親の飲酒とを関連づける調査・報告はないようです。

母親の飲酒の影響がもっとも出やすいのは、さまざまな臓器が作られ始める最初の頃、受精後3~8週間目と言われていますが、そこだけが危ないわけではありません。妊娠の全期間を通じて飲酒は胎児にダメージを与えますし、授乳中も同様です。

アルコールによって起こる身体の病気

アルコールは消化器系、呼吸器系、循環器系などの臓器はもちろん、自律神経系や筋肉にまでダメージを与えます。ただ、アルコール依存の合併症として高い頻度で現れる病気と、そうでもない病気があることは事実で、アルコール依存症者の身体合併症を調べた研究では、肝疾患が80・0パーセントで、合併頻度の1位でした。次いで、急性胃炎・胃潰瘍・十二指腸潰瘍を含む胃腸疾患が19・3パーセント、糖尿病が18・7パーセントとなっています。

脂肪肝、肝炎、肝硬変、肝がん

アルコールによる肝障害は、脂肪肝→肝炎→肝硬変の順に重症化し、最終的には肝がんに至ります。

脂肪肝とは、肝臓を作っている肝細胞のなかに脂肪が溜まった状態です。なぜ肝細胞のなかに脂肪が溜まるかというと、アルコールを大量に飲むと、肝臓がアルコールの代謝で手一杯になってしまい、脂肪の代謝ができなくなるからです。脂肪が溜まって膨らんだ肝細胞は、肝臓のなかを通っている血管を圧迫しますから、肝臓内の血流が悪くなります。するど肝臓は、血液に乗って運ばれてきたさまざまな物質を代謝するという機能が、十分に果たせなくなってしまうのです。ただし、この段階では自覚症状がほとんどありません。

肝炎になると、肝臓のダメージはより深刻です。アルコールを分解する過程でアセトアルデヒドという物質ができることをご存知の方も多いと思いますが、この二日酔いのもとでもあるアセトアルデヒドが、肝細胞の主成分であるタンパク質を変性させてしまうのです。この、本来のものとは性質の変わったタンパク質は、身体にとっては異物です。すると、異物を攻撃する役目を持つ免疫機能が作動し、肝臓が攻撃されます。こうして起こるのが肝臓の炎症、すなわち肝炎です。

この状態が、急激な大量飲酒によって起こるのが急性肝炎、長期にわたる大量飲酒によって起こるのが慢性肝炎です。肝炎になると、どうにもだるくて仕方がないという全身の倦怠感があるほか、黄疸、腹水、上腹部の痛みなども現れます。

ところが、肝臓には高い自己再生能力があります。その能力は、8割を切り取っても4か月後には元の大きさに戻るといわれるほどですが、この再生能力が追いつかなくなって起こるのが肝硬変です。

一方で免疫機能に攻撃され、壊されていく肝臓は、別の一方では再生していきます。残った正常な細胞に新生した細胞がつながっていくのですが、このとき、細胞と細胞とをつなぐ糊の役目をするコラーゲンも同時に作られます。しかし、破壊のスピードがあまりにも速いと肝細胞の新生が追いつかず、コラーゲンばかりがたくさんできてしまいます。いわば糊だけがたくさん作られるわけで、そのせいで肝細胞はどんどんくっつき合い、肝臓自体が凝縮し、硬くなっていきます。これが肝硬変です。

こうなると肝臓のなかを血液が流れなくなってしまいますから、肝臓で栄養分を代謝することができずに栄養障害が起こります。さらに、肝臓には血液を凝固させる成分を作る働きもあるため、その成分が作れず血液が凝固しなくなって、消化管からの出血が起こります。

肝臓で代謝されなくなるのは、栄養分だけではありません。アンモニアなどの有害な化学物質も代謝されないため、それが血液に乗って脳に回り、肝性脳症を発症します。急性肝炎でも慢性肝炎でも発症しますが、肝性脳症になると意識障害に陥り、多くが発症から1か月以内に死亡してしまいます。

肝臓障害の最終段階は肝がんですが、実は、アルコール性の肝硬変から肝がんに進むケースはあまりありません。肝がんを発症する前に、亡くなってしまう人が多いのです。

胃炎、胃潰瘍

消化器系のなかで、肝臓に次いでアルコールとの関連が広く知られているのが胃ではないでしょうか。「飲み過ぎて胃が痛い」「吐き気がする」といった経験は、酒好きの人ならだれでも一度や二度はあると思います。

胃炎は、アルコールの刺激によって胃の粘膜が炎症を起こした状態で、症状としては胃の不快感や痛み、むかつき、嘔吐などで、場合によっては吐血することもあります。

胃潰瘍は、アルコールによって胃酸の分泌量が増え、本来なら食べ物だけを消化する胃酸が、胃の粘膜まで消化して粘膜がただれてしまった状態です。ひどい場合には胃の筋肉までがえぐられて、穴が開くこともあります。胃の中では、普通は胃を防御する粘液と胃酸の量が釣り合っているため、粘膜が消化されてしまうことはありません。ところがアルコールやストレスなど、なんらかの理由によって胃酸と粘液のバランスが崩れると、粘膜が消化されてしまうのです。

症状としては胃の痛みや胸焼け、吐き気、ゲップなどで、重症の場合は吐血したり黒色便が出たりすることもあります。

マロリー - ワイス症候群

マロリー - ワイス症候群とは、嘔吐を繰り返すうちに食道と胃の継ぎ目周辺に裂傷ができ、そこから出血する症状です。食道破裂を起こす場合や、大量出血によってショック状態になる場合もあります。

十二指腸炎、十二指腸潰瘍

十二指腸は胃と小腸の間にある、長さ約30センチの消化管です。胃から排出された食物を直接受け取るため、アルコールによるダメージを胃とほぼ同様に受けてしまいます。十二指腸炎は胃炎と同様に十二指腸の粘膜がアルコール刺激によって炎症を起こした状態ですし、十二指腸潰瘍は胃潰瘍と同様、アルコールによって分泌量の増えた胃酸が十二指腸の粘膜を傷つけたことによって起こります。自覚症状も、ほぼ胃炎や胃潰瘍と同じです。

急性膵炎、慢性膵炎、糖尿病

膵炎は急性・慢性ともに、原因の過半数が大量飲酒だと言われるほど、アルコールと関係の深い病気です。ただし、起こる仕組みは急性と慢性とで多少異なっています。

急性膵炎は、膵臓から分泌される膵液が、膵臓自体を消化してしまうことによって起こります。その仕組みについてはまだ完全には解明されていませんが、次のように考えられています。

膵液の流れる膵管は、胆汁が流れる胆管と合流し、十二指腸へとつながっています。通常ならば、膵液は胆汁と混じり合って十二指腸に流れ込み、そこで初めて消化能力を発揮するのです。ところがアルコールを大量に飲むと、どうやら膵管がむくんで流れが悪くなり、胆汁と混じり合って消化能力を持った膵液が、膵臓に逆流してしまうらしいのです。さらに、アルコールそのものが膵臓の細胞を傷つけることもあるようです。

症状は非常に激しい痛みが特徴で、腹部だけでなく背中や腰までも痛みが広がることがあります。また、吐き気や嘔吐、ショック症状、意識障害が起こることもあります。

慢性膵炎は、小さな炎症が繰り返し起こることで進行します。炎症は、アルコールまたはアルコールから代謝してできた物質が膵臓の細胞を傷つけることや、アルコールのせいで膵液の粘性が高まり、流れにくくなることによって起こると考えられています。また、脂肪分の多い食べ物などによって、膵液の分泌量が増えることも関係していると考えられています。

症状としては吐き気や鈍痛が主で、初めのうちは急性膵炎のような激痛はありません。重症化するに従って痛みが激しくなりますが、症状が進行しきって膵臓が膵液を分泌しなくなると、痛みがなくなってしまいます。痛くないからといって、安心してはいけません。

糖尿病は、慢性膵炎に伴って、膵臓のなかにあるランゲルハンス島が障害されることによって発症します。ランゲルハンス島は、血糖値を下げる働きをするホルモン・インスリンを分泌する器官で、これがダメージを受けるとインスリンの分泌量が減り、血糖値が上がって糖尿病になるのです。さらに、インスリンと同様に膵臓から分泌され、血糖値を上げる働きをするホルモン・グルカゴンの分泌量も減るため、血糖値がコントロールできず低血糖になることもあります。低血糖になると、重症の場合には意識の混濁や昏睡が起こることもありますから、厳重な注意が必要です。

食道静脈瘤、胃静脈瘤、痔

この3つは一見関係なさそうでいて、実は同じ原因によって発症します。食道静脈瘤も、胃静脈瘤も痔も、肝臓がカチカチになる、すなわち肝硬変によって起こるのです。

肝硬変になると、肝臓が硬くなってそのなかを血液が流れることができなくなります。すると、本来なら肝臓を通って心臓に戻るはずの静脈血は、迂回路をたどらざるを得なくなります。その迂回路が、食道静脈叢《じょうみゃくそう》、胃静脈叢、痔静脈叢の3つなのです。

「叢」とは「草むら」のことであり、文字通り細い血管が草むらのようになった場所です。もともと大量の血液が通るべき道筋ではないのですが、そこへ肝臓を通れなくなった静脈血が一気に流れ込んでしまうからたいへんです。静脈叢に血液が滞り、腫れて、静脈瘤ができてしまうのです。

それが食道にできたのが食道静脈瘤、胃にできたのが胃静脈瘤、直腸や肛門にできたのが痔です。嘔吐して食道に圧力がかかり、食道静脈瘤が破れれば食道静脈瘤破裂であり、吐血します。胃で静脈瘤破裂が起これば、吐血や下血が起こります。

実際に、大酒飲みで痔を患っている人はかなりいますが、その人たちは肝障害、ひいてはアルコール依存が、かなり進んでいると考えた方がよいでしょう。

食道がん、口腔がん、咽頭がん、喉頭がん

あまり知られていませんが、アルコールは発がん物質でもあります。WHO（世界保健機関）では、食道、口腔、咽頭、喉頭、肝臓、さらに乳房と大腸で、アルコールはがんのリスクを高める、すなわち発がん物質であるとしているのです。臨床現場の実感でも確かにそうで、アルコールに直接触れる食道、口腔、咽頭、喉頭のがんは、大酒家に多いとい

う現実があります。

なぜアルコールによってがんが発症するかは、まだはっきりわかっていません。今のところ、アルコールが直接粘膜に作用してがんを発症させるのではないかとか、アルコールが粘膜を傷つけてそこから発がん物質が入るのではないか、といったことが考えられています。さらに、肝臓がダメージを受けて有害物質を無毒化できないために、発がん性のある物質が体内に入る、アルコールによって免疫機能が低下するためにがんを発症しやすくなる、とも言われています。

また、アルコールは煙草に含まれるニコチンやタールの分解・吸収を促すため、それぞれ単独で摂取したときよりも、同時に摂取した場合の方が高い確率で食道や喉頭などのがんが発症することがわかっています。症例を挙げましょう。

Iさん（56歳）は、映像制作会社のプロデューサーです。知人の紹介でクリニックに来たIさんの訴えは、「眠れないし、食欲もないし、だるい。うつではないだろうか」というものでした。しかし、うつの人が自分をうつだということはほとんどありませんし、うつにしては目に力があります。話を聞くうちにピンときて、「毎日どれくらいお酒を飲みますか？」と尋ねたところ、平日でも休日でもほぼ毎日昼から飲むとのこと。念のためスクリーニングテストをしてみると、やはりアルコール依存でした。

「あなたはうつではなく、アルコール依存です。お酒をやめない限り、睡眠薬を飲んでもよく眠れるようにはなりませんし、身体がだるいのも治りませんよ」と告げると、おそらく自覚があったのでしょう。Ｉさんはばつの悪そうな顔をして、うなずきました。

それから1年ほどの間、Ｉさんは完全にお酒をやめることはできなかったものの、昼間から飲むことはなくなり、よく眠れるようにもなりました。しかし、あるとき喉の痛みを訴えたため、提携先の総合病院に精密検査を依頼したところ、咽頭がんを発症していることが判明したのです。

60の声を聞く前に、Ｉさんは亡くなりました。完全に断酒できていれば、がんを発症せずにすんだだろうか。もう少し早く断酒に取り組んでいれば、がんにならなかっただろうか。Ｉさんを思い出すたびに、今も私の胸にはそんな悔いがよみがえります。

高血圧、心筋症、狭心症、心筋梗塞

習慣的な飲酒が血圧を上げることは先に述べたとおりですが、血圧の高い状態が長期間続けば、それは高血圧症という病気になります。

血圧とは、心臓が血液を送り出したときに、血管にかかる圧力のことです。血管には弾力性があり、自ら拡張・収縮して心臓の働きを助けています。ところが高血圧になると、血管には強い圧力がかかり続けます。要するに、ゴムを強い力で引っ張り続けているようなもので、そのせいで弾力が失われたり、血管壁に傷ができたりしてしまうのです。これが動脈硬化です。

動脈硬化になると、ただでさえ血管の弾力が弱まっているうえに、血管壁にできた傷にコレステロールなどが引っかかってお粥状の「アテローム」と呼ばれる固まりになり、血管が細くなります。すると血流が悪くなって、ますます血圧が上がるという悪循環に陥ってしまうのです。

アテロームは徐々に大きくなり、最終的には表面の膜がはがれて傷ができます。すると、それを補修しようとして血小板が集まり、血栓ができます。傷が治れば血栓ははがれ落ちますが、このようにして血管内に流れ出した血栓が、心臓の冠動脈をふさいでしまったのが、狭心症や心筋梗塞です。狭心症は一過性ですが、心筋梗塞は冠動脈が塞がってしまい、血液のいかなくなったその部分の心筋が死んでしまった状態をさします。

心筋症は、血管が塞がるところまではいかないものの、血流が悪くなったことによって心臓の筋肉に十分な酸素や栄養分がいかなくなり、心臓のポンプ機能が落ちてしまった状態です。

いずれも動悸、息切れ、胸の圧迫感などがあり、重症の場合には激しい胸の痛みが出て、呼吸困難に陥ります。

気管支炎、肺炎、肺結核

アルコール依存の人は、消化器系の障害のために栄養が吸収できにくかったり、連続飲酒発作のためにものを食べられなかったりします。また、肝障害があって有害物質が分解できない、動脈硬化のせいで血行が悪いなど、さまざまな理由から免疫機能が衰えています。そのため、健康な人ならば感染しないような状況でも細菌に感染しやすく、気管支炎や肺炎、肺結核などを起こすことが多いのです。

また、同じ理由から、水虫や疥癬などの皮膚病にもかかりやすくなります。

大腿骨頭壊死

大腿骨のいちばん上の、股関節にはまる部分である大腿骨頭《だいたいこっとう》の骨組織が壊死《えし》し、陥没したり変形したりする病気です。アルコール依存の人に多く、血流量の低下が原因だと言われています。ただし、原因が見当たらないのに起こる場合もあり、病気の起こる仕組みはまだはっきりわかっていません。

大腿骨頭は痛みを感じないため発症しても自覚症状がなく、自覚症状が出たときにはかなり重症化していて、人工骨頭に置換する手術を受けないと自力歩行ができなくなる場合もあります。

骨粗鬆症

骨粗鬆症は、骨の内部からカルシウムが失われて骨がスカスカになり、骨折しやすくなってしまう病気です。閉経期以降の女性に多いのですが、アルコール依存によっても起こります。

通常、私たちの身体は弱アルカリ性に保たれていますが、大量にアルコールを飲むと体内が酸性に傾いてしまいます。それをアルカリ性に戻そうとして、骨のなかのカルシウムが使われ、骨粗鬆症が発症すると考えられているのです。さらに、連続飲酒のせいで食事をしない、消化器系の疾患のために栄養が摂れないなどの理由から、カルシウムの摂取量そのものも不足してしまいます。

アルコール性筋疾患

慢性と飲酒後急激に発症する急性とがあり、急性にはほとんど自覚症状のない軽症から、腎不全を起こすような重症まであります。重症の場合は、横紋筋の細胞が溶けて、筋細胞のなかの成分が血液中に流出してしまいます。その際に筋肉に含まれる色素成分・ミオグロビンが溶け出して尿が褐色になるほか、筋肉痛や脱力感、マヒ、筋力低下などが起こります。放置するとミオグロビンが腎臓の濾過装置にひっかかって目詰まりを起こし、腎不全を発症し、最悪の場合は死に至ることもあります。

慢性の場合は、手足の身体に近い部分の筋肉が萎縮し、力が入らなくなってしまいます。アルコールによって筋肉が溶けるために起こるとされていますが、詳しい仕組みはよくわかっていません。

痛風

痛風は、風に当たっただけでも痛いことから名付けられたというとおり、激しい痛みが特徴です。親指の付け根の関節が赤く腫れ、痛み出すと歩けないほどです。症状は数日で治まり、まったく無症状になりますが、治ったわけではありません。数か月後に再発し、同じような発作が起こります。これを繰り返すうちに足首や膝の関節まで腫れ、発作が頻発するようになり、最終的には腎臓などに障害が現れます。

痛みの元となるのは血液中の尿酸ですが、尿酸はプリン体から作られます。よく「ビールを大量に飲むと痛風になる」と言われますが、ビールに限らずアルコールには多かれ少なかれプリン体が含まれていますので、種類に関係なくアルコールは痛風のもとになります。さらに、アルコールは肝臓でプリン体が作られるのを促進し、代謝の過程で作られるアセトアルデヒドが尿酸の排出を妨げ、利尿作用によって脱水症状を招いて血中の尿酸濃度を上げるなど、痛風発症の危険性をさまざまに高めます。

インポテンツ・月経異常

アルコールを大量に飲む男性のなかには、胸にぽっちゃりと脂肪がつき、女性のような体形をしている人がいます。「そういえば」と、思い当たる方もいると思いますが、これは太っているからではありません。「女性化乳房」という、大量飲酒が原因で起こる症状なのです。

アルコールを飲むと、脳のなかでも特に海馬とその周辺にある扁桃体や視床下部が大きくダメージを受けますが、そのうちの視床下部には、さまざまなホルモンの放出をコントロールする働きがあります。そのため大量飲酒をすると、ホルモンによってバランスが保たれている自律神経の働きがうまくいかなくなったり、性ホルモンのバランスが崩れたりすることがあるのです。さらに、アルコールによって肝臓がダメージを受けると、ホルモンの代謝に異常が生じ、血中の女性ホルモンが増えてしまったりもします。

実際に人を使った実験でも、飲酒によって男性ホルモンの一種であるテストステロンの血中濃度が下がることがわかっています。つまり、アルコールを恒常的に大量に飲むと、男性ホルモンの作用が薄れてきて、乳房が女性のように膨らんだり、髭や胸毛が薄くなったり、インポテンツになったりするのです。どのくらいの割合で発症するかというと、アルコール肝硬変の男性では、なんと72パーセントの人に性欲と性機能の著しい低下がみられた、という調査結果があるほどです。

女性の場合は、視床下部へのダメージによって自律神経の失調やホルモンのアンバランスが起こるほか、次に述べるシュード・クッシング症候群のせいで月経不順などの異常が現れることもあります。

シュード・クッシング症候群

私が多くの患者さんと接していて感じることの一つに、アルコール依存の人は実年齢よりも10歳ぐらい老けて見える、ということがあります。これは経験的に気づいたことですが、近年その仕組みが徐々に解明されてきました。なぜアルコール依存の人が老けるかというと、アルコールを飲むとコルチゾールというホルモンが放出されるからなのです。

コルチゾールは別名〝ストレスホルモン〟とも呼ばれるとおり、ストレスを感じたときに放出されるホルモンで、うつとも深く関わっています。コルチゾールは糖の代謝調節などさまざまな働きを担っていますが、血中濃度が高くなりすぎると、高血圧、免疫力低下、糖尿病、筋萎縮、月経異常など、老化と同様の症状が総合的に起こるクッシング症候群という病気を発症します。

クッシング症候群は、副腎や下垂体の腫瘍が原因であることが多いのですが、長期にわたる大量飲酒によっても同様の症状が現れます。そのため、大量飲酒によるケースを偽のクッシング症候群という意味で、シュード・クッシング症候群と呼ぶのです。

アルコール依存の治療開始に、遅すぎることはない

アルコール依存であることに無自覚でいると、最終的には認知症、あるいはがん、ヴェルニッケ－コルサコフ症候群などの重篤な病気を発症し、死に至ります。私たちアルコール依存の治療に当たる精神科医の間では「マジックナンバー52」と言われていて、アルコール依存を治療しないでいると、52歳前後で亡くなってしまう人が非常に多いのです。

しかし、だからといって悲観的になることはありません。アルコール依存の治療を開始するのに、遅すぎることはないのです。症例を一つ挙げましょう。

Jさん（64歳）は、息子さんに伴われてクリニックにやってきたときには、「こんにちは」と話しかけても、うつろな表情のまま挨拶を返すこともできない状態でした。１年ほど前に妻を亡くして一人暮らしになり、朝からアルコールを飲むようになって、急速にアルコール性の認知症を発症してしまったのです。ぼや騒ぎを起こしたことで、様子のおかしいことに息子さん夫婦が気づき、内科医の紹介で私のところへ来ました。

このまま家に一人で置いておくことはできず、息子さん夫婦も共働きであるため、私は

入院治療を勧め、精神科病床のある病院に紹介状を書きました。すでに60歳を超えていることから、脳の機能がどの程度回復するかわからないというのが、正直なところでした。ところが、３か月間の治療を終えたJさんは、物忘れはあるものの、日記を付けることができるまでに回復したのです。

60歳以上のアルコール依存症者のうち、23パーセントには認知症が見られるというデータを前に紹介しましたが、実はそのうちの10パーセントは症状が改善するというデータもまた、あるのです。さらに、アルコール依存になっても、初期ならば1か月程度の断酒で脳の認知機能や運動機能が改善されるというデータや、数か月の断酒で中枢神経や自律神経の異常が改善されるというデータもあります。中枢神経とは脳と脊髄のことですから、数か月断酒することで脳の異常によって起こっていた離脱症状や、自律神経の異常によって起こっていた身体の不調が、よくなっていくということです。

何よりも、アルコール依存の人と治療者にとっていちばんの朗報は、数週間の断酒によって脳の神経細胞が著しく新生するという研究報告ではないでしょうか。アメリカのノースカロライナ大学で行われた実験では、アルコール依存を発症させたネズミを断酒させると、断酒後7日目には脳の神経細胞の増殖が2倍になり、4～5週間後には海馬の神経細胞が著しく新生することがわかったのです。

つい最近まで、成人になると脳の神経細胞は新生しないとされてきました。ところがこの研究では、おとなになっても新生するだけでなく、アルコール依存になっても断酒すれば神経細胞が新生するというのです。また、運動や学習、抗うつ剤の投与などが、細胞の新生を促進することもわかりました。

このことは、アルコール依存になり認知症を発症しても、断酒して運動したり学習したりすれば、回復する可能性があることを示しています。何歳になっても、どんな状態でも、あきらめずに治療に取り組むことが大事なのです。

第5章

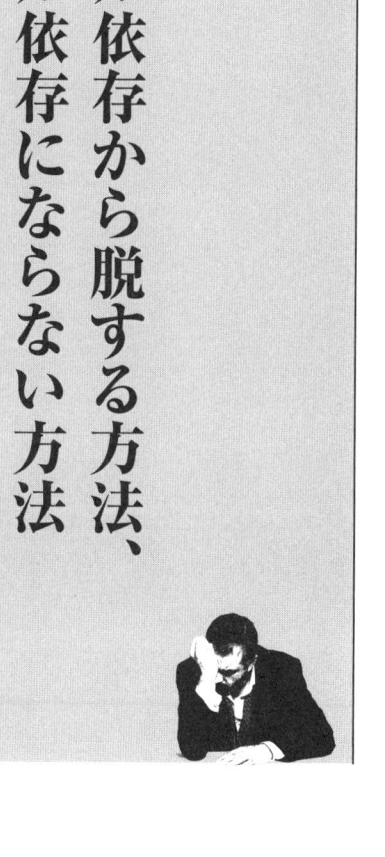

アルコール依存から脱する方法、アルコール依存にならない方法

1 アルコール依存から脱するにはどうすればよいのか

自分でできるアルコール依存チェック法

ここまで読んでこられて、アルコール依存とはどのような病気なのか、ほぼおわかりいただけたと思います。そして、「自分はだいじょうぶだろうか?」とか、「あの人はだいじょうぶかな?」と、不安を感じた方もいると思います。そのような方のために、自分でできる簡単なチェック法をいくつかご紹介しましょう。

最初にご紹介するのは、「CAGE(ケイジ)」というアメリカの家庭医がよく使うテストです。非常に簡単ですが、アルコール依存かどうかの判断基準として、複雑なテストと比較して遜色のないものです。

CAGE（ケイジ）テスト

以下の４つの項目のうち、当てはまるものに丸をつけてください。

①	Cut down	あなたは今までに、自分の酒量を減らさなければならないと感じたことがありますか？
②	Annoyed by criticism	あなたは今までに、周囲の人に自分の飲酒について批判されて、腹が立ったり困ったりしたことがありますか？
③	Guilty feeling	あなたは今までに、自分の飲酒についてよくないと感じたり、罪悪感を持ったりしたことがありますか？
④	Eye-opener	あなたは今までに、朝酒や迎え酒を飲んだことがありますか？

いくつ丸がつきましたか?　4項目のうち1項目でも丸がついた人は、アルコールの問題を抱えている可能性があります。2項目以上に丸がついた人は、アルコール依存の疑いがあります。できるだけ早く専門医を受診して、より詳しい検査を受けてください。

もう一つ、日本でよく使われているテストをご紹介しましょう。アルコール依存の専門病院である久里浜アルコール症センター独自のテストで、男性版と女性版があります。同センターのホームページ上の「アルコール依存症のスクリーニングテスト」にも掲載されていて、そちらでは自動的に点数を計算して飲酒問題の有無を判定してくれますから、インターネット経由でそちらをやってみてもよいでしょう。

新久里浜式アルコール症スクリーニングテスト

以下の問いに「はい」「いいえ」で答えてください。最近6か月の間に、次のようなことがありましたか?

男性版

①	食事は1日3回、ほぼ規則的にとっている。	はい　いいえ
②	糖尿病、肝臓病、または心臓病と診断され、その治療を受けたことがある。	はい　いいえ
③	酒を飲まないと寝付けないことが多い。	はい　いいえ
④	二日酔いで仕事を休んだり、大事な約束を守らなかったりしたことが時々ある。	はい　いいえ
⑤	酒をやめる必要性を感じたことがある。	はい　いいえ
⑥	酒を飲まなければいい人だとよく言われる。	はい　いいえ
⑦	家族に隠すようにして酒を飲むことがある。	はい　いいえ
⑧	酒がきれたときに、汗が出たり、手が震えたり、いらいらや不眠など苦しいことがある。	はい　いいえ
⑨	朝酒や昼酒の経験が何度かある。	はい　いいえ
⑩	飲まない方がよい生活を送れそうだと思う。	はい　いいえ

女性版

①	酒を飲まないと寝付けないことが多い。	はい	いいえ
②	医師からアルコールを控えるようにと言われたことがある。	はい	いいえ
③	せめて今日だけは酒を飲むまいと思っていても、つい飲んでしまうことが多い。	はい	いいえ
④	酒の量を減らそうとしたり、酒を止めようと試みたことがある。	はい	いいえ
⑤	飲酒しながら、仕事、家事、育児をすることがある。	はい	いいえ
⑥	私のしていた仕事をまわりの人がするようになった。	はい	いいえ
⑦	酒を飲まなければいい人だとよく言われる。	はい	いいえ
⑧	自分の飲酒についてうしろめたさを感じたことがある。	はい	いいえ

男性版・女性版ともに、「はい」を1項目1点として、合計点を出してください。

男性の場合は、4点以上の人はアルコール依存の疑いがあります。1～3点の人は、要注意です。ただし、1点の人のうち、質問項目①番のみ「はい」の人は正常です。0点の人も正常です。

女性の場合は、3点以上の人はアルコール依存の疑いがあります。1~2点の人は、要注意です。ただし、1点の人のうち、質問項目⑥番のみ「はい」の人は正常です。0点の人も正常です。

一般的には、「耐性の増加」「精神依存」「身体依存」「問題飲酒」の4項目を満たした場合に、アルコール依存症と診断されます。耐性の増加とは飲む量を増やさないと酔わなくなることですし、精神依存とは、飲みたい気持ちが強く職場や家庭で隠れてでも飲むことをさします。身体依存は、断酒すると不眠や手の震えなどの離脱症状が現れること。問題飲酒は、飲み出すと止まらないとか、体調が悪化するのに酒をやめられないといったことです。

自己チェックの結果に問題のあった人や、ブラックアウトすることが増えたというような人は、いちど専門医を受診して、より詳しい検査を受けてみてください。その結果、なんでもなければ安心できますし、そうでなくても早期発見早期治療ができます。

不安を感じたときの医師とクリニックの選び方

では、アルコールの問題があるかもしれないときには、どこへ行けばよいのでしょうか？　専門医とは、何科の医師をさすのでしょう。

基本的に、アルコール依存の治療は精神科で行います。肝臓が悪いとか胃が痛いという症状だけに目を向けて内科にいくと、依存が治らないまま内臓だけが回復して、またアルコールを飲んでしまうという悪循環を繰り返すことが多いのです。ただし、精神科ならどこでもよいかというと、そうではありません。アルコール依存の場合は、脳と内臓の両方にダメージを受けていますから、その両方を診て治療する必要があります。ところが精神科医のなかには、内科を診られない人がいるのです。

手前味噌になりますが、私は以前内科に2年間勤務し、聴診、触診、エコー、胃カメラ、皮膚の縫合などの小手術と、内科のほぼすべての治療に関わってきました。また、重篤な精神疾患と内科疾患を合併した患者さんを診る合併症病棟にも2年間勤務した経験がありますし、現在も週に2～3回は別の病院に通って内科医と連携して診療を行っています。

これは私のクリニックに通う患者さんに手術や入院が必要になったときのために、受け入れ先を確保し連携を保てるようにしておくためであると同時に、私自身の内科的なスキルを常に磨いておくためでもあります。

ところで、医療機関には病院をはじめ、診療所、クリニック、センターなどさまざまな名称がついていますが、その違いがおわかりでしょうか？　法律上は「病院」と「診療所」の2種類に分けられていて、「病院」は20人以上の入院設備のある医療機関を、「診療所」は入院設備がないか、あっても19人以下の医療機関をさします。「○○病院」と名乗れるのは法律上の病院だけですが、それ以外は名称に関する決まりはないため、「診療所」でも「クリニック」でも、「医院」でもよいのです。法律上の病院は、名称に「病院」とつけるようにと行政指導されていますが、公立や独立行政法人立のなかには「久里浜アルコール症センター」のように、病院とついていないところもあります。

また、精神科の場合は、「精神科」だと入りにくいという患者さんのために、私のように「メンタル・クリニック」と名乗ったり、「メンタルヘルス科」と呼んだりするところが多いようです。

話が横道に逸れましたが、アルコール依存に関しては、精神科と内科を合わせたきちんとした治療ができる病院や診療所は非常に少ないという現実があるのです。統合失調症やうつにはきちんと対処できても、アルコール依存は診られないというところもあります。精神科の病院でも、アルコール依存専門のアルコール病床のあるところは少なく、東京都でさえ10か所程度というのが実状です。したがって、入院が必要な人はまず内科の病院に入院し、離脱症状と身体症状の治療をしてから、その後にアルコール病床のある病院に転院し、依存症の学習と治療を行うのが現実的であり、ベストだと私は考えています。

では、通院の場合はどうでしょうか。きちんと診てくれる医療機関は、どうすれば見つかるのでしょうか？　アルコール依存への理解が深く、精神科と内科を両方きちんと診てくれるところが近くにあればよいのですが、そうでない場合は精神科医との連携がある内科医、もしくは内科医との連携がある精神科医にかかるのが現実的な選択でしょう。

そのような医療機関を見つけるには、確実なのは、その医療機関や医師を知っている人に紹介してもらうことです。あなたが会社員で、会社に産業医がいるなら、産業医に相談して紹介してもらってください。産業医がいない人や、会社に知られたくないという人は、かかりつけ医に紹介してもらうとよいでしょう。適当なかかりつけ医がいない場合は、自治体に問い合わせて、公的な相談窓口を教えてもらってください。たいていの区市町村では、保健所などにアルコール問題の相談窓口を設けているはずで、そこで医療機関も教えてもらうことができます。

医療機関を選ぶ際に大事なことは、建物の規模やホームページの豪華さなどではありません。そこにいる医師がしっかり脳と身体の両方を診て、親身になって対応してくれるかどうかです。アルコール依存の治療は、風邪のように薬を５日分もらって飲めばそれでよし、というものではありません。治療期間を終えたあとでも、場合によっては生涯にわたってのつきあいが必要になります。ですから患者さんも、医師をきちんと選ばなければいけないのです。

医師を選ぶ際に一つの目安となるのは、初診時の診療時間でしょう。厚生労働省の規定では、精神科は初診時に30分以上診療しないと初診時通院精神療法費５００点（５０００円）がとれないことになっていますから、最低でも30分は診るのが当り前です。30分未満の場合には診療所では３５０点（３５００円）です。診療明細書で診察時間とその点数を見ると丁寧な対応をしている医療機関か、そうでない医療機関かを判別できます。先ごろ廃業になった精神科医院では、初診でも15分程度で、だれに対しても同じ質問しかしなかったそうです。ちなみに私の場合は、初診時間はだいたい1時間弱とっています。このくらいは患者さんの話を聞かないと、病気を把握できないと考えているからです。

アルコール依存の治療法と治療薬

次に、アルコール依存の治療法を簡単にご紹介しましょう。依存の重さや身体の状態、あるいはその人の置かれた環境などによって治療法は異なりますが、いずれにせよ最初に行うのは、アルコールを抜くことです。アルコールを飲んでいては、アルコール依存の治療はできないからですが、もう一つ、そのとき現れている症状がアルコールのせいかどうかを見極める必要があるからです。肝臓病や膵臓病、高血圧や糖尿病、うつなど、非常に多くの病気がアルコールによって発症しますが、ほかに原因があって発症している場合もあり、それがわからないと適切な治療ができません。

私の患者さんのなかには、血糖値がかなり高かったのに、アルコールを完全にやめたところ、1か月あまりで正常値に戻った人がいました。この患者さんの場合は、アルコールをやめるだけで、糖尿病の薬を飲まなくても血糖値が下がったのです。しかし、アルコールをやめても血糖値が下がらない人は、アルコール依存の治療と平行して糖尿病の治療を行う必要があるわけです。

依存そのものの治療には通院と入院がありますが、重症の場合は入院治療をして、その後で通院に移行するのが基本です。久里浜アルコール症センターの場合でいえば、治療は通常3か月のプログラムで行われ、初めの2か月は入院、残りの1か月が通院です。

依存前期の人は、離脱症状はないか、あってもごく軽微ですが、依存が後期にまで進んでいる人は、アルコールを断つと数時間後からはっきりと離脱症状が現れます。不安やイライラ、手の震え、不眠、発汗異常、発熱、幻覚・幻聴、ひどい場合には意識障害や痙攣を起こすこともあります。そのため、これらの症状を抑えるために鎮静剤や睡眠導入剤、抗不安薬などを処方します。脱水症状や栄養障害がある人には、点滴で必要なものを補います。

重症の人は右記のような急性期の症状を脱してから、そうでない人は初めから、飲酒欲求を断つための治療を行います。アルコール依存の治療は、「アルコールを飲みたい」という欲求との闘いです。なぜならば、アルコール依存とはコントロール不能の病であり、何年断酒していようとも、一口アルコールを飲んだとたん、最悪のときよりももっとひどい状態に逆戻りしてしまうからです。

一般的にはほとんど知られていませんが、アルコール依存には「普通に飲める」という、「完治」はありません。がんなどと同様に、今は症状が出ていないという「寛解」があるだけです。1滴でも飲めば再発する病なのです。したがって、飲まずにいることこそがアルコール依存の治療であり、同時に到達地点でもあります。

アルコール依存の治療では、うつ状態を緩和するための抗うつ剤や、不眠を改善するための睡眠導入剤などを処方するとともに、抗酒剤を処方します。抗酒剤とは、それを飲んでからアルコールを飲むと、ものすごい悪酔いをして具合が悪くなる薬で、日本では約24時間効果の持続するシアナマイドと、約1週間持続するノックビンの2種類が使われています。

ただし抗酒剤は、一時的に体質をアルコールが飲めない人と同じようにするだけで、飲酒欲求そのものを抑える作用はありません。そのため、どうしてもアルコールを飲みたい人は、抗酒剤を飲むのをやめて再飲酒してしまうことがあるのです。それに対してアメリカでは、脳に作用して飲酒欲求そのものを抑える薬が開発され、すでに使われています。薬効成分名ではナルトレキソンとアカンプロセート、商品名ではデパデ、レヴィア、カンプラル、ヴィヴィトロールなどです。

日本ではまだこれらの薬を使うことはできませんが、アカンプロセートが治験（臨床試験によって薬効を見定める段階）に入っています。飲酒欲求を抑える薬を使うと、断酒の成功率が飛躍的に高まるといわれていますから、臨床現場で使えるようになる日が待たれるところです。

アルコール依存になったらすべての薬がダメ!?

第３章で、アルコール依存の人はアルコール以外の薬の依存にもなりやすく、断酒後に睡眠薬などの依存になる人も多いため、医師のなかには抗うつ剤や睡眠薬を処方することを嫌がる人たちがいると述べました。実際に少し前までは、アルコール依存の人はアルコールを含むいっさいの薬をやめなければいけない、というのが治療法の主流でしたし、今もそう考える医師はいます。

しかし、私はそうは考えていません。アルコール依存の人のなかには、パニック障害やうつ、双極性障害や統合失調症などが先行してあるケースも多いのです。そのような人たちに対しては、薬を使って治療するのが当然ではないでしょうか。まずアルコールをやめ、薬を使ってほかの病気を治し、治ったら薬をやめればよいのです。

もう一つ言えば、アルコール依存の治療では、アルコールを完全にやめて普通の生活を送れるようになるか、飲み続けて死に至るかのどちらかだ、というのが常識です。しかし私は、すべての人をこの方程式に当てはめる必要はないと考えています。なかには依存と折り合いをつけて、なんとかやっていける人もいるのです。症例を挙げましょう。

Kさん（52歳）は、文房具店の店主です。といっても、商売はほとんど奥さんまかせで、自分は商店街の会合に出るくらいが仕事です。端から見ればうらやましいような境遇ですが、Kさんにはもともとパニック障害があり、乗り物に乗るときの恐さを紛らわすためにアルコールを飲むようになり、アルコール依存に陥ってしまったのです。

クリニックに来たとき、すでに肝臓が悪くなっていたこともあり、「お酒をやめないといけませんよ」と言うと、素直に「はい」と答え、実際に断酒もしたようでした。ところが、肝臓の調子がよくなると、また飲み出してしまったのです。ただし、抗不安薬が効いてパニック発作が起きなくなったために、以前のように昼から飲むことはなくなりました。それに、Kさんのよいのは正直なところで、隠し立てをすることもありません。「昨夜はどのくらい飲みましたか？」と尋ねると、「缶ビール1本と焼酎のお湯割り1杯」などと正直に答えるのです。

もちろん、アルコールを飲み続ければ、脳にも身体にもダメージが蓄積していきます。やめるに超したことはないのです。しかし、臨床の現場では、やめることがすべてではありません。目的はアルコールをやめることではなく、人生をいかによいものにするかなのです。

大事なことは、罪悪感を抱かないことです。アルコールをやめることができない人や、睡眠薬などを飲んでいる人に対して、「薬なんか、全部捨てなきゃだめだ」とか、「なんでやめられないんですか？」と、責めるようなことを言う人たちがいます。しかし、否定的なアドバイスは逆効果です。そのようなことを言われた人は罪悪感を持ち、自分を責めてうつになったり、隠れ飲みをしたりするようになってしまいます。やめられないのは、仕方ないのです。やめられないという、病気なのですから。「ああ、また飲んでしまった。私はだめな人間だ」などと思わず、「まあいいや。しょうがない」と、思ってください。そして、また断酒に取り組めばよいのです。

ただし、不用意に新たな依存を作らないようにするための注意は必要です。初めての医師にかかる際には、それが何科であっても、アルコール依存の人を診たことがあるかどうて不都合な薬を処方されてしまうこともあるからです。

かを、きちんと尋ねることです。医師に知識や理解がないと、アルコール依存の人にとっ

通院・抗酒剤・自助グループへの参加が3本柱

アルコール依存には、寛解はあっても完治はありません。治療はいつか終わりますが、断酒は生涯続きます。実際問題として、医師の治療を受けただけで断酒を続けることは困難で、アルコール専門病棟に入院して治療を受けたのに、退院したらまた飲んでしまい、前よりもひどい状態になってまた入院する、というサイクルを繰り返す人も多いのです。

そのため、アルコール依存の治療では「通院・抗酒剤・自助グループへの参加」が3本柱とされていて、自助グループへの参加が、生涯にわたってアルコールをやめ続けるための大きなポイントです。第2章でスリップ（再飲酒）について説明しましたが、自助グループに参加しなかった人がスリップする率は、約8割とも言われているのです。

自助グループとは、同じ病気や障害を抱える人たちの集まりのことです。基本的な活動は、定期的にミーティングを開いて参加者どうしが率直に語り合うことであり、それによ

ってくじけそうになる気持ちを保ち、苦しさを乗り越えていくのです。日本では「ＡＡ（Alcoholics Anonymous　アルコホーリクス・アノニマス＝無名のアルコール依存症者）」と、「全日本断酒連盟」が全国組織を持つ代表的な自助グループです。

両団体とも目的は同じですが、性格は多少異なります。ＡＡには、系統だった組織はありません。会員はアルコール依存症者本人のみで、全員が平等であり、本名は明かさずにニックネームで呼び合います。１９３５年に米国で創設され、日本には１９７５年に入ってきましたが、キリスト教の理念がベースになっているため、当初は日本になじまずに一旦下火になりました。しかし近年、平等性と匿名性が支持されて、特に都市部で参加する人が増えています。また、家族のための自助組織「Al-Anon（アラノン）」や、子どもたちのための自助組織「Alateen（アラティーン）」もあります。

全日本断酒連盟は、ＡＡを日本的にアレンジして作られた組織で、１９５０年代に東京と高知でそれぞれ発足し、63年に両者が合流しました。こちらは会長をトップにした系統だった組織で、夫婦で参加するのが原則です。

「なんで自助組織に参加しないといけないの？」「治療を受けて離脱症状がなくなれば、大丈夫なんじゃないの？」と、思う方もいるでしょう。しかし、普通の人がアルコールをやめるのと、依存の人がアルコールをやめるのは、まったく別次元です。特に依存後期の人は、長期にわたる飲酒によって人格や思考パターンが変わってしまっていますし、社会への適応もできなくなっています。医療だけでは、そこまでカバーすることはできないのです。

自助グループに参加しても、それですべてが解決するわけではありません。初めのうちは「自分はこんな人たちとは違う」「自分はアル中なんかじゃない」と、どうしても自分とメンバーとの相違点ばかりを見てしまいます。まさに、アルコール依存とは否認の病なのです。しかし、それがあるとき、なにかをきっかけにして――スリップによって気づく人も多いのですが――、「自分も同じだ」と気づきます。

「自分は一人ではアルコールをやめられない」「このままではたいへんなことになる」「まじめな人生から抜け出したい」と心底思うこと、それを〝底をつく〟と言いますが、底をついたときからが本当の治療です。アルコール依存の治療とは、肝臓を治すことでも、離脱症状を治すことでもありません。習慣を変えることであり、自分の意識と生き方を変えることなのです。

いつ底をつくかは人それぞれで、身体的にも社会的にもぼろぼろになって、救急車で運ばれて初めて底をつく人もいます。ただ、どんな病気でもそうですが、早期発見早期治療ができた人ほど、予後はよくなります。深い地底に行きつく前に、浅い地点で底をつくことができれば、それにこしたことはありません。アルコールがらみの問題で大臣を辞任した時点で底をつくことができれば、ダメージは少なくて済みます。しかし、底をつけずに飲み続けたとしたら、身体的にも社会的にもダメージは大きくなるばかりでしょう。

自助グループへの参加は、入院中あるいは通院中から開始して、最低でも5年間は通う必要があると言われています。私自身、自助グループへの参加はとても重要だと思いますし、患者さんにも参加を勧めています。しかしその一方で、人によっては自助グループに通わなくてもよいケースがあるとも考えています。家族がアルコール依存を理解してきちんと本人を支えられる場合や、高齢で入院したきりの人の場合などです。

また、地域によっては自助グループがない場合もあります。そのようなときは、率直になんでも相談できる人をみつけてください。幼なじみでもよいですし、民生委員のおばちゃんでもよいのです。あるいは、お寺にいって写経をしたり、座禅を組んだりすることで乗り越えていく人もいます。要は自分に合った方法で、続けることがたいせつなのです。相談窓口は各地にありますので、自治体の保健所または精神保健福祉センターに問い合わせてみてください。

自助グループの連絡先

・ＡＡ（アルコホーリクス・アノニマス）

http://www.cam.hi-ho.ne.jp/aa-jso/　☎０３－３５９０－５３７７

・Al-Anon（アラノン家族グループ）

http://www.al-anon.or.jp/　☎０３－５４８３－３３１３

・全日本断酒連盟

http://www.dansyu-renmei.or.jp/　☎０３－３８６３－１６００

2 アルコール依存にならない飲み方とは？

アルコール量を計算する簡単な方法を覚えよう

あなたが酒好きな人であれば、いちばん知りたいのは「どのように飲めば、アルコール依存にならずに済むのか？」ということかもしれません。末長く楽しく飲み続けるには、大量に飲まないことが大事だとわかっていても、いったいどの程度の量なら飲んでもよいのかが、よくわからないのではないでしょうか。

個人差がありますが、一般的には日本酒換算で1日3合以上飲む人を「多量飲酒者」と呼び、これ以上飲むと健康障害が顕著に現れることから、厚生労働省でも1日3合以上飲む多量飲酒者を減らすことを目標に据えています。ただし、これは「1日3合までなら飲んでもよい」ということではありません。アルコールを〝百薬の長〟と呼べるのは、日本酒換算で1日1合までです。アルコールのある生活を長く楽しみたいと思うなら、この

〝適量〟を守るべきなのです。また、女性はホルモンの作用などによって、適量も健康障害が出る量も男性の半分とされています。

では、日本酒以外のお酒では、適量とはどれくらいをさすのでしょうか？　日本酒換算、というとおり、要は飲んだ純アルコール量が問題であり、これがわかればお酒の種類が異なっても適量がわかります。以下に、各酒類の日本酒1合と同程度のアルコールを含む量を記しておきましょう。ちなみに、パーセントで示されているのはアルコールの含有量で、「度数」と同じです。

日本酒	1合	180㎖×15％＝27㎖
ビール	中瓶1本	500㎖×5％＝25㎖
ワイン	グラス2杯	120㎖×12％×2＝29㎖
焼酎	お湯割り1合（焼酎6：お湯4のいわゆる6：4の場合）	180㎖×6／10×25％＝27㎖
ウイスキー	ダブル1杯	60㎖×40％＝24㎖

これを覚えておくと、「ビール中瓶1本と焼酎お湯割り2杯飲んだから、日本酒を3合飲んだのと同じ」と、簡単に計算できます。なかには、「日本酒は身体によくないけれど、ワインは身体によい」とか、「日本酒は酔うけれど、焼酎は酔わない」などと言う人がいますが、そんな事実はありません。酔い加減も、身体への善し悪しも、飲んだアルコールの量によって決まるのです。

飲み方の基本中の基本を知ろう

脳や身体へのダメージは、血中アルコール濃度によって左右されます。汗をかいたあとや空腹時に飲むと、少ない量でもすぐ酔うのは、急激に血中アルコール濃度が上がったからなのです。つまり、脳や身体へのダメージを少なくするには、アルコールの量と同時に飲み方にも注意を払う必要があります。

ダメージを少なくするには、時間をかけてゆっくりと、食事や場の雰囲気を楽しみながら飲むのが基本中の基本です。血中アルコール濃度を急激に高めないためには、飲む前や飲んでいる最中に、水やお茶を飲むのも有効です。

ところで、みなさんは「ＨＡＬＴ（ホルト）の法則」をご存知でしょうか？　これはアルコール依存の人が再飲酒しないための法則ですが、酒好きがアルコール依存にならないための法則としても応用できます。ＨＡＬＴとは、Hungry（ハングリー）、Angry（アングリー）、Lonely（ロンリー）、Tired（タイアード）の頭文字で、もともとの意味は以下のとおりです。

Hungry	おなかを空かせない。おなかがいっぱいになれば、飲酒欲求が緩和される。特に甘い物やカロリーの高いものを食べるとよい。
Angry	怒らない。怒りはしばしば飲酒のきっかけになる。飲むことによって心のたがを外し、怒りを表出できるようになるから。
Lonely	孤独にならない。孤独感も飲酒のきっかけになる。ひとりぼっちであることの寂しさを忘れるために飲み、さらに孤独に陥ってしまう。
Tired	疲れない。依存の人はアルコールを飲むと元気が出ると感じるために、疲れると飲んでしまうことが多い。

これを飲む場合に当てはめると、次のようになります。これからアルコールを飲むときには、心のなかで「ＨＡＬＴの法則」を唱えるようにしてみてください。

Hungry	おなかを空かせたまま飲まない。楽しく飲み、かつダメージを減らすために、飲むときは必ずなにか食べるようにする。食べるとアルコールはゆっくり体に吸収され、おなかも膨れるので酒量もあまり増えない。急激な血中濃度の上昇は、脳へのダメージも激しい。
Angry	怒りながら飲まない。お酒は楽しく飲むのが基本。怒りながらの飲酒ややけ酒は、依存を招く。
Lonely	一人で飲まない。一人で飲むとペースが速くなり、量も多くなりがち。飲むときはみんなで楽しく会話しながら。
Tired	疲れたときは飲まない。疲れたときに飲むと、心身へのダメージが大きくなる。温かいミルクなどを飲んで休息をとること。

じょうずな酒の断り方を身につけよう

厚生労働省の調査によれば、初めて飲酒したきっかけは、人に勧められたからという人が6割を超えています。詳しく言うと、「先輩、上司等の目上の人に勧められたから」「友人に勧められたから」「親、親戚等に勧められたから」の3項目を合わせた数値が、男女とも60〜70パーセントを占めているのです。周囲から勧められて飲酒する人がいかに多いかを示しているわけですが、これは初めての飲酒に限ったことではありません。宴会などでは、まだグラスがいっぱいなのに「グッと空けて」などと言って、お酒を勧めている人の姿をよく見かけます。

しかし、「これ以上飲みたくない」とか、「今日は飲みたくない」というときには、断る勇気を持つことが大事です。幸い近頃は無理強いする人も少なくなりましたし、「飲まないと悪い」と思っているのは本人だけで、周囲は気にしていない場合の方が多いかもしれません。「もう結構です」と言えば、「あ、そう」で済んでしまうことも多いのです。

ただ、なかには断ったのに勧められるときもあります。そんなときは、どうすればよいでしょうか？　「結構です」と断っても勧められたときは、「お酒は飲まないので」と言ってみましょう。「飲めない体質なんだな」とか、「身体が悪いのかな」と、相手が適当に推量してくれるはずです。

それでは通用しそうもないときは、「今日は調子が悪いので」とか、場合によっては「車なので」と言うのも有効です。こう言われてまで勧める人は、そうそういないはずです。いずれにせよ、飲みたくないのに無理をして飲んだり、惰性で飲んだりしては、いたずらに脳と身体を痛めつけるだけです。じょうずに断ることもまた、楽しく飲むために必要な技術なのです。

3 身近な人が「アルコール依存かもしれない」と思ったら

アルコール依存は家族を壊しながら進行していく

アルコール依存は、当人を傷つけるだけではありません。共依存に陥ってイネイブラーになってしまった配偶者や、幼い子どもたちまでも巻き込んで、家族全体を壊していきます。この項では、身近な人がアルコール依存かもしれないとき、どうすればよいかを述べますが、その前に、アルコール依存によって家族がどう壊れていくかを見ておきましょう。

アルコール依存の人の家族が壊れていく過程には、一定のパターンがあるとされています。そのパターンを見つけたのが、D・ジャクソンとJ・ジャクソンという2人の米国の社会学者で、「ジャクソンの7段階説」と呼ばれています。以下は、夫婦と子ども1人の家族で、夫がアルコール依存である場合のパターンです。

第1段階：問題の否認

第1段階では、夫にアルコールの問題があることを指摘されると、家族全員がそれを否認します。指摘したのが医師であっても、「この人はアルコール依存なんかじゃありません」と、妻も子も言うのです。そして、「夫にはアルコールの問題などない。問題があるのはストレスの多い職場だ」などと、外部のせいにします。

第2段階：問題の除去

この段階になると、夫が連続飲酒発作を起こしたり、遅刻や欠勤を繰り返したりするようになるため、妻は「どうもおかしい」と感じはじめます。しかし、おかしいことを認めたくないために、アルコール問題を家庭内から取り除こうとして、お酒を隠したり捨てたりします。外部に対しては、家庭内の様子が漏れないように閉鎖的になり、社会から家族が孤立していきます。

第3段階：家族の解体

妻は、「夫はアルコール依存症らしい」と思い始めます。そして、前向きに対処するのをやめてしまいます。その結果、夫と妻、父と子の関係が疎遠になり、母と子の関係が密になって、家族間のバランスが崩れます。

第4段階：役割の交代

夫が健康を害して働けなくなったり、経済的に行き詰まったりすることによって、妻が夫の役割を担うようになります。働き手も妻、父親の役割を果たすのも妻になり、夫は役割を失っていきます。

第5段階：問題からの逃避

アルコール問題から逃避しようとして妻が夫を見放し、別居や離婚を決意します。

第6段階：夫を除いた家族の再構成

妻が子どもを連れて別居や離婚をしたり、家庭内別居をしたりすることで、夫を除いた新たな家族の形ができていきます。

第７段階：夫のアルコール依存からの回復と、家族の再構成

第６段階に達したところで、家族全員がもうどうにもならないことを認め、夫のアルコール依存を受け入れることができた場合にのみ、家族の再構成が起こります。再構成とはかならずしも元の形に戻ることではなく、家族が別れていくこともあります。自分たち自身で新たな形を選ぶことが、再構成なのです。

一般的には、医師が早い段階で家族に介入すればするほど、早く再構成が起こるとされています。アルコール依存は、当人だけでなく家族をも傷つけるため、家族に対してもカウンセリングなどが必要なケースが多々あるのです。ただし、医師が介入してもすべての家族が再構成に至るわけではありません。傷を回復できずに、崩壊していく家族もまた多いのです。

身近な人がアルコール依存かどうかを見分ける方法

家族の崩壊を招かないためにも、大事なことは、いちばん身近な家族自身が早く異変に

気づくことです。その際に役立つのが、アルコール依存進行度合チェック表（アルコール依存の段階別特徴）です。

大事なときに飲んでしまうかどうか。泥酔したことがあるかどうか。「今日は飲まないでね」と言ったときに、飲まずにいられるかどうか、等々。飲酒のコントロールができるかどうかをチェックしただけでも、当人がどの段階にいるかがわかるはずです。

ただし、アルコール依存は否認の病です。あなたが依存という現実を受け入れられても、当人が受け入れられない可能性は大きいのです。そんなとき、自分の病に気づかせ、治療を受ける気にさせるにはどうすればよいでしょうか？　米国の国立アルコール乱用・アルコール依存症協会によれば、次のようなことが効果的だとされています。

①　当人がアルコールを飲んでしでかしたことの後始末をしない。

（イネイブラーであることをやめ、共依存の関係から抜け出す）

②　アルコールに関する問題が起こった直後で、当人がしらふであなたが冷静なときに、問題について話し合う。

（「あなたはアルコール依存だ」とはっきり指摘し、どうするべきかを話し合う）

③　家族に、あなたが当人の飲酒問題で苦しんでいることを打ち明ける。
（夫がアルコール依存だったとしたら、夫のアルコール問題であなたが悩んでいることを、両親や子に話す）

④　治療に行かなかった場合、何が起こるかを当人に話す。
（「治療を受けないなら私は家を出て行く」などと、結果として起こることを告げる）

⑤　治療に関する情報を集め、相談員などに助けを求める。
（日本の場合は区市町村の相談窓口や保健所、精神保健福祉センター、あるいはインターネットなどでも情報を集めることが可能）

⑥　当人に話をしてくれる友人を呼ぶ。
（当人をよく知っている幼なじみなどを呼ぶ）

⑦　ヘルスケアの専門家に紹介してもらう。
（区市町村の相談窓口や保健所、精神保健福祉センター、あるいはかかりつけ医などから紹介してもらうことも可能）

⑧　家族のための自助グループに参加する。
（Al-Anon＝アラノンや、全日本断酒連盟など）

①から⑧の項目は、どれが先でも後でもかまいません。できることからすればよいのです。大事なことは、問題を自分だけで抱え込んでしまわないことです。

身近な人がアルコール依存だったとき、どうすればよいか

夫や妻、あるいは子や親がアルコール依存だったときどうすればよいかを、もう少し具体的に見ていきましょう。

最初にするのは、問題点の洗い出しです。アルコールの問題を、具体的かつ詳細に洗い出していきます。

当人はブラックアウトしていたり、認知機能が一時的に落ちていたりして、自分がいつどこで何をしでかしたのか、覚えていないことがままあります。家族にしても、いやなことなので思い出したくない、忘れたいという気持ちが強く働きます。そのため、酔ってガラスを割ったことや、ちゃぶだいをひっくり返したことや、失禁して寝てしまったりしたことを、すべて尻拭いして、忘れたふりをするのです。しかし、これでは問題は解決しま

せん。

まず、家族が尻拭いするのをやめて、どんな問題があるか事実を見るのです。事実とは、茶碗を割ったことや、暴れたことや、吐いたことだけではありません。身体の状態はどうか、精神の状態はどうか、無断欠勤はしていないか、借金はないか、離婚騒動は持ち上がっていないか等々、社会的・経済的・法律的な問題まで含めて、すべて洗い出して全体像を把握するのです。

その上で、問題に優先順位をつけます。そして、それを解決するために、専門の相談機関を利用します。アルコール依存そのものに関しては、産業医や保健所、精神保健福祉センターなどです。経済や法律に関することは、福祉事務所や区市町村役場、法テラスなど。身体の治療と、これらの専門相談機関への相談とを連携して行うことが重要です。ともすれば家族は、肝臓や胃などの身体治療のみに目が向きがちですが、依存そのものの治療や、依存によって生じた問題を解決することもまた、必須なのです。

そして肝要なことは、回復のモデルを知り、目標を見つけることです。回復のイメージを抱けないまま、治療に取り組むことはできません。その回復のモデルを目にすることができるのが、自助グループです。アルコール依存から回復し、アルコールのない人生を楽しんでいる人々を見ることで、向かうべき目標がわかるのです。

アルコール依存は、ダメな人がなるものでも、ルーズな人がなるものでもありません。まじめな人も、勤勉な人も、陽気な人も、慎重な人も、若い人も高齢者も、男性も女性も、あなたも、あなたの家族も、なる可能性があります。だからこそ、アルコール依存への理解を深めていただきたいと思うのです。

なお、本書で扱った症例はすべて、属性を変えたり複数の症例を統合するなどしたものであり、個人を特定するものではありません。

あとがき

遊び心とネバーギブアップ

私の患者さんの中に、断酒を始めて2か月になるLさんという人がいます。「飲みに行こうよ」という仲間の誘いを、やっと断れるようになったのですが、先日クリニックに来て言うには「この前、居酒屋に行ったんです！」とのこと。私は、がっかりしてしまいました。「スリップしても仕方がない。一からやり直そう」と、心のなかで溜め息をついていると、Lさんはおもむろにバッグを開けて、1本の缶飲料を取り出しました。

「先生、これを知っていますか？　最近は便利なものがあるんですよ」

不覚にも、そのときまで私は知らなかったのですが、それはアルコール度数0・00パーセントという、完全アルコールフリーのビールテイスト飲料でした。「ビールそっくり。というよりも、もうビールそのもの。飲みごたえはあるし、居酒屋に行っても、これがあればもう十分ですよ」と、Lさんはまるで自分が開発者でもあるかのように、得々として語るではありませんか。

それを聞いて私は、「テレビＣＭも、たまには見ないといけないな」と反省したり、「アルコール依存の治療アイテムが一つ増えたということだろうか。それにしても、アルコール度ゼロのビールなんて、作る方も飲む方もすごい探究心だ」と感心したり。そして、「いったいこの飲料は、アルコールの棚に置かれているのだろうか。それとも清涼飲料水の棚だろうか？」という疑問を解決するために、診察を終えると早々にコンビニに行ってみたのです。

みなさんは、どちらだと思いますか？　正解は、アルコールの棚でした。そこで私は、複雑な気持ちになってしまいました。「アルコール度がゼロのアルコールとは？」と。しかし、考えてみれば、これは当然なのです。

アルコールがまったく入っていないのですから、法的には未成年者が飲んでも問題のない清涼飲料水です。とはいえ、見かけも味もビールそのものである以上、清涼飲料水の棚に置くことは、結果としてアルコールと清涼飲料水の境界線を曖昧にしてしまうことになるからです。それでは、飲酒運転をなくすとか、アルコール依存をなくすという、開発者の意図がまったく逆転してしまいます。Ｌさんが〝居酒屋で〟おいしく飲んだように、これは〝アルコール度ゼロのアルコール〟なのです。

もう一人、私におもしろいものを見せてくれた患者さんがいます。Mさんは肺気腫を患っているのですが、なんとその日、診察室に入って椅子に座るなり、ポケットから煙草を出して吸い始めたのです。火をつけていないはずなのに、煙草の先では呼気に合わせて赤い光がついたり消えたりしていますし、口元と鼻からは煙も出ています。それは、電子煙草というものでした。「煙に見えるのは水蒸気なんです。グレープフルーツとミントの香りがあって、肺にもいいんですよ」と、Mさんは楽しそうに説明してくれました。

話は飛びますが、私のクリニックは治験に協力しています。治験とは、新しい薬や治療法の効果を測るための臨床試験のことで、一定の条件のもとで希望する患者さんに参加してもらっています。このとき大事なのは、本当に効果があるかどうかを見極めることであり、そのために使われるのがプラセボ（偽薬）です。一方のグループには本物の新薬を飲んでもらい、もう一方のグループには毒にも薬にもならないプラセボを新薬と偽って飲んでもらって、双方を比較するのです。

すると、おもしろいことに最初の1か月ほどは、プラセボと新薬とでさほど効果に差がないのです。ご存知の方も多いと思いますが、これが「プラセボ効果」です。薬だと思って飲むと、たとえ小麦粉のかたまりであっても、薬のように効いてしまうわけです。

Ｌさんのビールテイスト飲料も、Ｍさんの電子煙草も、いわばプラセボと同じです。それを口にすることで、アルコールや煙草を口にしないで済むという効果があるのです。ただし、大きな違いもあります。治験では薬だと信じて飲むから、小麦粉でも効くのです。「それは偽物です」と言ったとたん、効果は目に見えて失われていきます。では、自分でそれがプラセボだと知っているのに、なぜＬさんやＭさんには効果があるのでしょうか？

その秘密は〝遊び心〟にあると、私は思います。ビールテイスト飲料の素晴らしさを嬉々として語るＬさん。電子煙草に驚いている私の様子を、子どものように笑いながら見るＭさん。そこには自らの病を悲観するのではなく、病も含めた人生を自分のものとして、よりよく生きようとする〝不屈の遊び心〟があると、私には感じられます。

アルコール依存の治療は、簡単ではありません。しかし、不屈の遊び心をもってすれば、いつか苦しさを乗り越えることができます。だから、ネバーギブアップ。私が本書で言いたかったことは、ただこのひと言です。

２００９年　夏

仮屋暢聡

Susan L. McElroy, M.D., Lori L. Altshuler, M.D., Trisha Suppes, M.D., Ph.D., Paul E. Keck, Jr., M.D., Mark A. Frye, M.D., Kirk D. Denicoff, M.D., Willem A. Nolen, M.D., Ph.D., Ralph W. Kupka, M.D., Gabriele S. Leverich, L.C.S.W.-C., Jennifer R. Rochussen, A.John Rush, M.D., and Robert M. Post, M.D.
Axis Ⅰ Psychiatric Comorbidity and Its Relationship to Historical Illness Variables in 288 Patients With Bipolar Disorder
The American Journal of Psychiatry 158 : 420 ~ 426, March 2001

Kimberly Nixon, Fulton T. Crews
Neurobiology of Disease
Temporally Specific Burst in Cell Proliferation Increases Hippocampal Neurogenesis in Protracted Abstinence from Alcohol
Journal of Neuroscience, October 27, 2004, 24 (43) ; 9714 ~ 9722

Elizabeth C. Penick, Barbara J. Powell, Elizabeth J. Nickel, Stephen F. Bingham, Kelly R. Riesenmy, Marsha R. Read, Jan Compbell
Co-Morbidity of Lifetime Psychiatric Disorder Among Male Alcoholic Patients
Alcoholism : Clinical and Experimental Research, vol 18, Issue 6 : 1289 ~ 1293

Merikangas KR, Risch NJ, Weissman MM.
Comorbidity and co-transmission of alcoholism, anxiety and depression.
Psychol Med. 1994 Feb ; 24 (1) : 69 ~ 80

＜書籍＞
「現代精神医学大系」懸田克躬編　中山書店
「臨床精神医学講座」松下正明編　中山書店
「内科学」杉本恒明編　朝倉書店
「12 のステップと 12 の伝統」AA 日本出版局訳編　NPO 法人 AA 日本ゼネラルサービス
「どうやって　飲まないでいるか」AA 日本出版局訳編　NPO 法人 AA 日本ゼネラルサービス
「心はさみしき狩人―精神科医による 23 の狂気の物語」仮屋暢聡著　実業之日本社
「危ない呑み方・正しい呑み方」仮屋暢聡著　マイコミ新書
「うつ予備群」仮屋暢聡著　阪急コミュニケーションズ

＜雑誌＞
「週刊文春」2009 年2月 26 日号、3月5日号、3月 12 日号、5月7日／ 14 日特大号
「週刊ポスト」2009 年3月6日号
「FRIDAY」2009 年3月6日号

その他、新聞各紙、ホームページ等を適宜参照しました。

●参考文献

<学会誌・論文・報告書等>
守田知代、板倉昭二、定藤規弘：自己認知と自己評価の発達とその神経基盤
ベビーサイエンス　7：22-20

厚生労働省　平成17年国民健康・栄養調査

厚生労働省研究班「多目的コホート研究（JPHC研究）」
飲酒と自殺について

神奈川県警察本部交通部交通総務課、独立行政法人国立病院機構久里浜アルコール症センター
中山寿一、樋口進：飲酒と運転に関する調査　平成20年8月

独立行政法人国立病院機構久里浜アルコール症センター
松下幸生、加藤元一郎、他：日本の入院アルコール依存症者の特徴に関する研究（JCSA）
平成18年

Nakaya N, Kikuchi N, Shimazu T, Ohmori K, Kakizaki M, Sone T, Awata S, Kuriyama S, Tsuji I.
Alcohol consumption and suicide mortality among Japanese men:the Ohsaki Study.
Division of Epidemiology, Department of Public Health & Forensic Medicine

JR Cornelius, IM Salloum, J Mezzich, MD Cornelius, H Fabrega Jr, JG Ehler, RF Ulrich, ME Thase, and JJ Mann
Disproportionate suicidality in patients with comorbid major depression and alcoholism
The American Journal of Psychiatry 152：358 ～ 364, May 1995

Howard C. Becker, Ph.D.
Kindling in Alcohol Withdrawal
ALCOHOL HEALTH & RESEARCH WORLD, vol22, No.1, 25 ～ 33 (1998)

Andrew E. Skodol, M.D., John M. Oldham, M.D., Peggy E. Gallaher, Ph.D
Axis II Comorbidity of Substance Use Disorders Among Patients Referred for Treatment of Personality Disorders
The American Journal of Psychiatry 156：733 ～ 738, May 1999

企画・編集	佐々木春樹（阪急コミュニケーションズ）
	蔭山敬吾（グレイスランド）
執筆	佐々木とく子
ブックデザイン	小林真理（STARKA）
表紙写真	Patrick Steel（PPS）
著者写真	小平尚典
DTP	葛西秀昭（タケ・スタジオ）

仮屋暢聡（かりや・のぶとし）
Nobutoshi Kariya

1957年鹿児島生まれ。1985年鹿児島大学医学部卒業。精神科医。東京都立松沢病院医員、東京都立中部総合精神保健福祉センター医療科科長・広報援助課長、東京都福祉保健局精神保健福祉課長を経て現在、医療法人 KARIYA理事長。まいんずたわーメンタルクリニック院長。TOKYO 心のボランティアNET 顧問医。社団法人ゼンコロ監事。著書に「心はさみしき狩人―精神科医による23の狂気の物語―」（実業之日本社）、「危ない呑み方・正しい呑み方」（毎日コミュニケーションズ）、「うつ予備群」（阪急コミュニケーションズ）などがある。

アルコール依存《いぞん》の人はなぜ大事《だいじ》なときに飲《の》んでしまうのか

2009年8月14日　初　　版
2011年4月1日　初版第2刷

著　者　仮屋暢聡
発行者　五百井健至
発行所　株式会社阪急コミュニケーションズ
〒153-8541
東京都目黒区目黒1丁目24番12号
電話　販売（03）5436-5721
　　　編集（03）5436-5735
振替　00110-4-131334

印刷・製本　図書印刷株式会社

ISBN978-4-484-09230-0
Printed in Japan
乱丁・落丁本はお取り替えいたします。